DE

L'ÉRYTHÈME PAPULEUX

DANS SES RAPPORTS

AVEC LE RHUMATISME

PAR

Camille COULAUD,

Docteur en médecine de la Faculté de Paris.

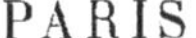

PARIS

ADRIEN DELAHAYE, LIBRAIRE-EDITEUR,

PLACE DE L'ÉCOLE-DE-MÉDECINE.

1875

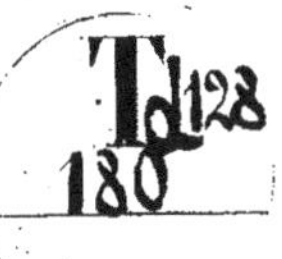

DE

L'ÉRYTHÈME PAPULEUX

DANS SES RAPPORTS

AVEC LE RHUMATISME

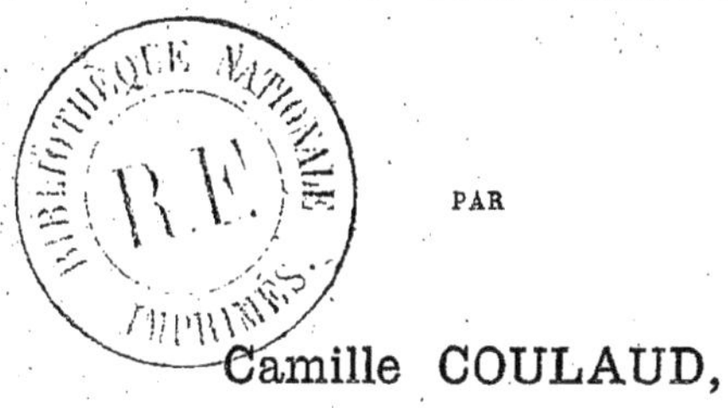

PAR

Camille COULAUD,

Docteur en médecine de la Faculté de Paris.

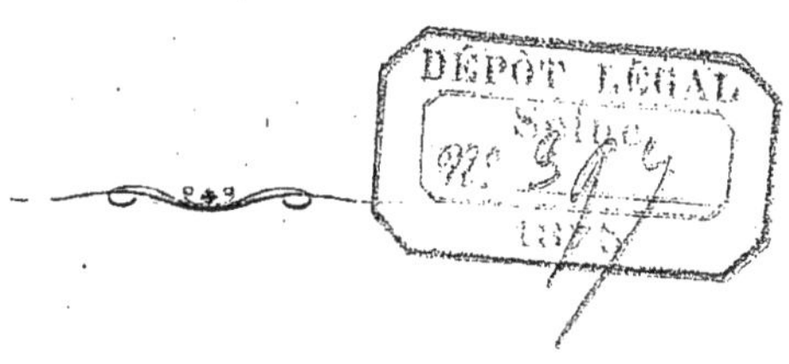

PARIS

ADRIEN DELAHAYE, LIBRAIRE-EDITEUR,

PLACE DE L'ÉCOLE-DE-MÉDECINE.

1875

AVANT-PROPOS

Le rhumatisme peut déterminer du côté de la peau : de la rougeur autour des articulations, des sueurs abondantes avec éruptions consécutives et des exanthèmes caractéristiques.

Ce sont ces affections cutanées qui font l'objet de ce travail, l'érythème papuleux en particulier.

Les auteurs sont divisés sur la nature des éruptions qu'on observe dans le cours ou sous la dépendance du rhumatisme.

Les uns n'ont vu, dans l'apparition de ces exanthèmes, qu'une simple coïncidence ; les autres leur ont fait jouer le rôle de crises ; ceux-ci, pensant que l'organisme a besoin de rejeter le poison morbifique, les ont considérés comme des modes d'élimination ; ceux-là en ont fait une maladie spéciale dont le rhumatisme ne serait qu'une complication ; d'autres enfin, ont rangé ces affections cutanées parmi les manifestations de la diathèse rhumatismale, au même titre qu'une localisation quelconque articulaire ou viscérale.

C'est à cette dernière opinion que je crois pouvoir me rattacher en m'appuyant sur les observations consignées dans ma thèse.

Avant d'aborder mon sujet, qu'il me soit permis d'adresser mes remercîments sincères à mes maîtres MM. Desnos, Léon Labbé, pour les excellentes leçons que j'ai puisées à leur savant et pratique enseignement, et en particulier à M. Lasègue, qui a bien voulu me donner une nouvelle marque de bienveillance en publiant dans les *Archives générales de médecine* une partie de ce travail.

DE

L'ÉRYTHÈME PAPULEUX

DANS SES RAPPORTS

AVEC LE RHUMATISME

HISTORIQUE.

Les auteurs les plus anciens avaient observé les éruptions diverses qui se manifestent dans le rhumatisme.

Hippocrate avait remarqué certains exanthèmes dans le cours de cette affection. Il a signalé notamment le *meliceria*, espèce de tumeur enkystée des glandes sébacées, ayant la consistance et la coloration du miel. Il regardait ces manifestations cutanées comme phénomènes critiques dans les douleurs articulaires.

A propos des rapports des dermatoses avec le rhumatisme et la goutte, Galien écrivait dans son livre : *De cutis affectibus* : « Cutem, totiusque corporis partes « exagitant lepra, psora, alphos albus, alphos niger,

« leuce, impetigo simplex, impetigo agrestis, etc
« Quædam horum ex podagra et articulari morbo
« quædam ex sese oriuntur. »

Paul d'Egine et les Arabistes en ont aussi fait mention. Survenait-il dans une attaque de rhumatisme différentes éruptions, ils ne voyaient là qu'une coïncidence ou une complication ?

Martin Lister a donné une excellente description de rhumatisme *scorbutique*, comprenant sous cette dénomination diverses affections cutanées.

En 1715, Musgrave créait dix espèces rhumatismales, parmi lesquelles nous retrouvons les exanthèmes. Il admettait que ces éruptions n'étaient que les efforts faits par l'organisme pour chasser l'humeur arthritique (1).

Sous le titre déjà cité : *Rhumatisme scorbutique*, Sydenham a sans doute décrit ces mêmes éruptions.

Hoffmann a signalé une variété de rhumatisme où apparaissent des exanthèmes, du purpura.

Vers la fin du XVIIIe siècle, Baillou (2) observait avec soin ces éruptions et les considérait comme des manifestations rhumatismales. Voici ce qu'il écrivait :

« Aliis loco istius exonerationis in omne genus
« musculosum, aut scabies, aut phlyctenæ, aut serpi-
« gines, aut pustulæ aliquæ inflammatoriæ in cutim
« erumpunt, sub finem morbosum ; et, ut uno verbo

(1) Contrairement à l'opinion de Bazin, qui distingue sous le nom d'*arthritides* diverses manifestations de la goutte et du rhumatisme, je ferai observer que, dans ma thèse, je n'entends appliquer l'épithète *arthritique* qu'au rhumatisme seul.

(2) De rhumatismo liber, 1762.

« absolvam, qui humor in cutim cutaneos affectus « egerminat et excitat, idem affectum istum ῥευματικὸν « promovet. »

Ces affections cutanées ontété très-bien observées par Huxham. Il les regardait comme efforts critiques de la maladie, ou comme effets des sueurs, lorsque ces dernières sont très-abondantes.

Juncker en a fait des manifestations de la diathèse rhumatismale.

Van Swieten, Stoll, les ont considérées comme phénomènes critiques, d'après les théories de Boërhaave. Stoll cite de nombreuses observations.

Dans sa nosographie méthodique, Sauvages a admis une arthritis exanthématique.

Lepecq de la Clôture n'a vu dans l'apparition de la miliaire et de tout un groupe d'efflorescences diverses, qu'une coïncidence avec l'attaque rhumatismale.

Dans son *Traité des maladies de la peau*, Lorry a noté plusieurs éruptions. Il décrit les exanthèmes sudoraux et les affections cutanées critiques : « Sæpè « violentissimis doloribus arthriticis junguntur « summe doloribus, et sero emisso cutim erodentes « phlyctenæ. »

Bateman a signalé une inflammation roséolée, parfois liée au rhumatisme fébrile.

Ces exanthèmes ne seraient, d'après Cullen, que les efforts critiques de l'organisme pour chasser la mâtière morbifique ; et, selon Poupart, des manifestations arthritiques.

Barthez (1) insiste beaucoup sur ce point : qu'il est

(1) Traité des maladies goutteuses, 1802.

dangereux de réprimer les éruptions survenant dans le cours d'une attaque rhumatismale.

En 1790, Retz indiquait les rapports des maladies de la peau avec le rhumatisme et la goutte.

Dans leurs thèses de Paris (1812 et 1813), Cruveilhier et Chomel parlent, sans leur assigner un rôle important, d'éruptions dans le rhumatisme aigu.

Frank affirme que dans cette maladie on voit apparaître des affections cutanées symptomatiques.

Rosembaum ne les a pas méconnues. Admettant que les éruptions sont dues à une altération de la sécrétion glandulaire, il fait intervenir comme cause irritante l'humeur arthritique.

On voit fréquemment, dit Alibert (1), les affections goutteuses et rhumatismales se déployer à l'extérieur du corps par tous les caractères de la dartre squameuse.

Cazenave (2) décrit divers exanthèmes rhumatismaux, entr'autres l'érythème papuleux.

Dans son *Traité des maladies de la peau,* Rayer admet une fièvre rhumatismale éruptive. J'ai rapporté son intéressante observation d'érythème papuleux.

Piorry a reconnu la nature arthritique de ces éruptions. Il a cité un cas de Zona.

Bouillaud, dans son *Traité du rhumatisme,* signale plusieurs observations d'attaques rhumatismales où il a remarqué diverses éruptions. Il a été surtout frappé de la coïncidence de l'érythème noueux avec le rhumatisme. Il a soin de distinguer les exanthèmes

(1) Précis théorique et pratique des maladies de la peau, 1822, t. I.

(2) Annales des maladies de la peau et Traité spécial.

qui surviennent avant, pendant ou après l'attaque.

Begbie a fait un travail important sur l'érythème noueux, qu'il considère comme une manifestation arthritique. Le résumé de ce travail se trouve dans les *Archives générales de Médecine* de 1850.

Chaque fois, écrivait Begbie, que j'ai rencontré des nodosités, je n'ai pas hésité à déclarer que le malade était atteint de diathèse rhumatismale. A l'appui de son opinion, il rapporte de nombreuses observations.

Monneret et Legroux ont admis des exanthèmes rhumatismaux.

Nous ne nions pas, a dit le savant professeur Monneret, l'existence des maladies de la peau d'origine rhumatismale, mais nous les croyons plus rares que celles qui dépendent de la diathèse goutteuse.

Todd (1) s'exprimait ainsi : « C'est une éruption ressemblant à l'érythème noueux qui s'accompagne de fièvre rhumatismale.

Sous le nom d'*Eruptive rhumatic fever*, Cock décrit une espèce d'érythème arthritique aigu.

Dans ses *dermexanthèmes*, Fuchs a classé les *rhumatoses*. Il signale des efflorescences roséolées chez les rhumatisants de Wurtzbourg.

Graves (2) a écrit dans sa *Clinique médicale*, qu'une éruption papuleuse peut faire disparaître une arthrite blennorrhagique.

En 1859, de Gal (3) décrivait une épidémie ayant éclaté en Bosnie, avec des douleurs rhumatismales presque généralisées.

(1) On goût and rhumatic fever.

(2) Clinique médicale, trad. Jaccoud.

(3) *Archives de médecine*, 1859.

Voici quelques extraits d'une *Revue critique* très-intéressante, publiée par M. Cornil dans les *Archives de Médecine* de 1862 :

« Quant aux alliances du rhumatisme articulaire aigu avec certaines dermatoses érythémateuses pseudo-exanthématiques comme l'érythème noueux, l'érythème papuleux et l'urticaire, nous les trouvons parfaitement traitées dans un grand nombre d'auteurs anciens ou réents.

Le professeur Schœnlein a décrit en 1829, sous le nom de *pelliosis rhumatica*, une maladie causée par le froid et l'humidité et caractérisée, d'une part, par des taches, rouge foncé, violacées, survenant par poussées successives et affectant de préférence les extrémités, les cou des et les genoux.

Cette dénomination nouvelle, donnée à un phénomène pathologique déjà connu, a été appuyée en France par l'autorité de M. Rayer, qui, dans son *Traité des maladies de la peau*, rapporte plusieurs observations de rhumatisme compliqué d'éruptions. Il leur donne le nom de *fièvres rhumatismales éruptives*.

Jaccoud admet que la relation entre le processus rhumatismal et ces phénomènes cutanés est anatomique bien plutôt que nosologique. Ceux qui, dit-il, après Eisenmann, ont cru résoudre le problème en englobant tous ces symptômes sous le chef de *rhumatoses de la peau*, ont donné un mot, et non pas une interprétation pathogénique.

Le rhumatisme, d'après Trousseau et Pidoux (1), a

(1) Traité de thérapeutique, 6e édit., t. I, p. 554.

de nombreuses manières de se manifester, et l'inflammatoire n'est pas la seule. La douleur, le spasme, la contracture, la paralysie, le flux, les congestions, lui servent de symptômes plus souvent que la fluxion inflammatoire.

Dans sa leçon sur l'érythème papuleux, après avoir cité plusieurs observations de cette affection cutanée, Trousseau (1) ajoutait : « Il est difficile de ne pas voir, dans les cas dont je vous entretiens, la confirmation des doctrines de mon collègue de l'hôpital Saint-Louis, M. Bazin, sur les *arthritides*. Pour ce judicieux observateur, l'érythème papuleux, comme l'érythème noueux, est une *arthritide*. Différentes quant à la forme, ces deux maladies sont identiques quant au fond, elles dérivent l'une et l'autre d'une diathèse commune, l'*arthritis*. Cette doctrine, éminemment médicale, explique chez le même malade, d'une part, les antécédents du rhumatisme articulaire, et, d'autre part, la coexistence des manifestations cutanées avec les accidents pulmonaires et cardiaques. La maladie de la peau est rhumatismale comme le sont les maladies des articulations, du cœur et des poumons.

Tardieu regarde ces éruptions comme symptomatiques. L'érythème, dit le savant professeur (2), se montre symptomatiquement dans un grand nombre d'affections et en particulier dans le rhumatisme articulaire aigu.

En 1862, dans une thèse remarquable, M. Ferrand a admis la nature rhumatismale de ces exanthèmes.

(1) Clinique médicale de l'Hôtel-Dieu, 4e édit., t. I.
(2) Manuel de pathologie et de clinique médicales, 1866, 3e édit.

Quoique je ne partage pas totalement l'opinion de Bazin, qui comprend sous le nom d'*arthritides* diverses manifestations de la goutte et du rhumatisme, il serait injuste de ne pas rappeler que c'est le célèbre médecin de l'hôpital Saint-Louis qui, un des premiers, a affirmé hautement dans son enseignement clinique le caractère arthritique de ces affections érythémateuses. Nous lisons en effet (1) dans les leçons qu'il a consacrées à l'étude de ces exanthèmes : Pathogénie. Les érythèmes noueux et papulo-tuberculeux sont pour nous des affections qui se rattachent toujours à l'*arthritis*. Nous nous appuyons pour établir cette proposition, soit sur les causes occasionnelles et leurs caractères objectifs, soit sur leurs relations avec d'autres affections de nature évidemment arthritique. Ainsi ils apparaissent sous l'influence du froid et de l'irrégularité de la menstruation, ils offrent des éléments éruptifs multiples, une coloration rouge foncée, ils s'accompagnent d'élancements et de picotements douloureux plutôt que de démangeaisons ; ils siégent spécialement sur les parties découvertes; caractères observés dans les autres arthritides. D'un autre côté, presque toujours on rencontre des manifestations arthritiques antérieures ou concomitantes sur les sujets qui sont atteints de ces affections ; le plus souvent aussi dans leur famille on trouve des antécédents arthritiques.

Je ne saurais mieux terminer cet historique qu'en rapportant ce qu'écrivait sur la nature de ces exan-

(1) Affections cutanées, arthritiques et dartreuses. Bazin, 1868, 2e édit.

thèmes, mon savant et excellent maître, M. le professeur Lasègue (1), dans son article *angine rhumatismale*

« Le rhumatisme articulaire aigu peut de plus avoir, comme expression cutanée, une éruption érythémateuse spéciale , sans aucune analogie avec la congestion phlegmasique.

L'éruption apparaît sous forme d'érythème en plaques, plus ou moins étalées, à bords nettement limités, ou de papules de dimension variable. La rougeur s'efface sous la pression du doigt pour reparaître aussitôt.

L'érythème occupe de préférence les environs des jointures, mais il peut affecter n'importe quel point de la périphérie. Il est fugace, ne correspond pas aux articulations déjà atteintes ou qui vont être les premières envahies, et n'a aucune relation avec l'intensité ou la durée de la maladie. Qu'il existe ou n'existe pas, on ne saurait en tirer d'indication quant à la marche ultérieure des accidents rhumatismaux.

Par une analogie qui n'a rien de forcé, on a été conduit à admettre qu'un certain nombre d'éruptions, offrant des caractères communs et occupant comme siége de prédilection les environs des jointures, sont d'origine rhumatismale. La coïncidence du rhumatisme articulaire ne fournit plus alors un supplément de preuve, et l'éruption serait à elle seule parfaitement significative.

Dans des cas moins tranchés, ces éruptions peuvent

(1) Traité des angines, 1868.

s'étendre, occuper la continuité des membres, se fixer sur le tronc; mais là, comme autour des jointures, elles sont reconnaissables aux caractères qu'on a cru pouvoir assigner à l'espèce.

ANATOMIE PATHOLOGIQUE

Les exanthèmes ont pour siége principal le réseau vasculaire du derme.

Dans toutes ces affections cutanées, on retrouve la congestion de la peau, à un degré plus ou moins considérable.

Cette congestion, dans certains cas, peut aller jusqu'à l'hémorrhagie.

Niemeyer explique de la manière suivante la formation de ces éruptions : si l'exsudat infiltre le tissu du derme sur une surface plus ou moins étendue, on a les inflammations cutanées, qu'on a nommées érythémateuses ou érysipélateuses.

Si l'infiltration est limitée à une partie circonscrite du corps papillaire, on a les exanthèmes papuleux.

Dans l'érythème papuleux simple, il admet que c'est le corps papillaire et le plus souvent le tissu réticulé placé au-dessous, qui sont le siége d'une congestion et d'une infiltration séreuse.

Hébra, le professeur de Vienne, suppose que la production de l'érythème est due à une inflammation des vaisseaux lymphatiques.

Dans sa thèse, M. le Dr Numa Bès a rapporté une note écrite que M. Cornil lui avait communiquée.

Nous en reproduisons les passages suivants : « Une papule d'érythème est d'abord saillante et rouge à sa surface ; la peau est épaissie et tendue à ce niveau ; la rougeur, le gonflement diminuent par la pression.

Il s'agit ici d'une congestion intense du réseau papillaire, et selon toute probabilité, d'un œdème inflammation du tissu conjonctif du derme. On sait que l'œdème inflammatoire consiste dans une accumulation du sérum et des globules blancs du sang dans les mailles du tissu conjonctif, mailles qui communiquent directement avec les vaisseaux lymphatiques.

Ces mailles sont limitées par les faisceaux de fibres du tissu conjonctif et tapissées par des cellules plates de ce même tissu. (Ranvier)

C'est dans ces cavités, en quelque sorte virtuelles à l'état normal, que s'épanchent la sérosité et les globules blancs dans les érysipèles et dans toutes les inflammations de ce tissu.

Il est certain aussi que les globules rouges du sang sont épanchés dans l'exsudat ainsi formé, car la papule de l'érythème présente, à mesure qu'elle vieillit les couleurs successives de l'ecchymose, et ces couleurs sont dues à la transformation pigmentaire des globules rouges.

Bazin ne voit dans l'érythème papuleux qu'une simple congestion de la peau. C'est l'opinion, assez vague du reste, qui est généralement adoptée, et le sera sans doute encore, tant que l'anatomie pathologique de cet exanthème n'aura pas été faite dans tous ses détails.

DÉFINITION

Depuis Willan, on entend par exanthème (ἐξ ἄνθος, ἐξάνθημα, efflorescence) : une rougeur simple, plus ou moins étendue, disparaissant momentanément sous la pression du doigt.

Les exanthèmes comprennent : l'érythème, la roséole, l'urticaire, l'érysipèle.

C'est l'érythème que je vais décrire, et particulièrement l'érythème papuleux.

DE L'ÉRYTHÈME

L'érythème (ἐρύθημα, rougeur) (*érysipèle* de Sauvages, *dartre érythémoïde* d'Alibert) est un exanthème non contagieux, fébrile ou apyrétique, constitué par des taches de forme et d'étendue variables, avec démangeaison généralement peu accusée, d'une coloration rouge foncé, s'effaçant par la pression pour reparaître aussitôt, et se terminant par résolution, avec ou sans desquamation.

Les érythèmes ont été divisés en deux classes :

1° Les érythèmes de *cause externe* ou érythèmes *locaux* (E. intertrigo, E. paratrimme, etc.).

2° Les érythèmes de *cause interne* ou érythèmes *généralisés*. (E. noueux, E. papuleux, etc.)

Ce sont les érythèmes de la seconde classe que je vais étudier et spécialement, comme je l'ai dit, l'érythème papuleux que j'ai eu occasion d'observer plusieurs fois dans le cours du rhumatisme.

DE L'ÉRYTHÈME PAPULEUX

L'érythème papuleux est caractérisé par des taches, plus fréquemment des plaques plus ou moins saillantes d'un rouge vif, quelquefois violacé, à formés variées, d'où l'heureuse expression d'érythème *polymorphe*, qu'Hébra lui a consacré.

Cette dernière particularité a porté les auteurs à admettre plusieurs variétés d'érythèmes papuleux que je vais décrire rapidement.

VARIÉTÉS D'ÉRYTHÈME PAPULEUX

Si les taches sont saillantes, plus ou moins arrondies, d'un rouge vineux, on a l'érythème *papuleux simple*, (E. papulatum.)

Que la saillie soit plus considérable et ressemblant en quelque sorte à un tubercule, l'érythème est dit *tuberculeux*. (E. tuberculatum.)

La tache est-elle rouge, régulière, plus saillante sur les bords qu'au centre, c'est l'érythème *marginal ou marginé*. (E. marginatum.)

Lorsque la tache est circulaire avec des bords rouges et saillants entourant une surface de peau saine; on lui a donné le nom d'érythème *circiné*. (E. annulare.

Hébra ajoute une autre variété qu'il appelle érythème *gyraté* (E. gyratum.) Ce dernier est constitué par la réunion de plusieurs plaques d'érythème annulaire et formant ainsi des traînées plus ou moins arquées.

Quelquefois une ou plusieurs vésiculesse montrent au centre d'une tache d'érythème marginé; on est alors en présence de l'*herpès iris* de Willan.

DÉBUT. — SYMPTOMES

On observe l'éruption érythémateuse : avant le début, pendant l'évolution, ou après la disparition complète de l'attaque rhumatismale.

Si l'éruption est antérieure à une attaque de rhumatisme, ou au contraire en est éloignée, elle peut débuter sans prodromes ; le plus souvent elle est précédée de phénomènes généraux plus ou moins accentués.

Dans le premier cas, le malade voit apparaître avec ou sans démangeaisons, des taches rouges sur la totalité ou une partie quelconque du corps.

L'éruption persiste cinq ou six jours, passe par toutes ses phases, et disparaît sans avoir nullement incommodé le sujet.

Ces cas sont rares; cependant le dix-sept novembre je présentai à mon excellent maître, M. Desnos, médecin à la Pitié, un de mes amis, étudiant en pharmacie, ayant sur la face antéro-interne des jambes, des taches d'érythème papuleux et des plaques de purpura.

Le diagnostic fut porté : manifestations cutanées rhumatismales.

Mon ami âgé de 25 ans est un vrai rhumatisant. A 15 et à 20 ans, il a eu deux attaques franches de rhumatisme articulaire aigu avec lésions cardiaques persistant encore et œdème des membres inférieurs.

Je noterai que le malade qui s'aperçut le 15 à son lever, de l'éruption dont je parle, n'avait ingéré les jours précédents, ni moules, ni coquillages, ni autres matières susceptibles de produire des affections cutanées analogues.

Le début de l'éruption a pu encore se faire sans prodromes; mais en même temps se sont manifestés quelques phénomènes particuliers.

La malade que j'ai observée, service de M. Lailler, médecin de l'hôpital Saint-Louis, a éprouvé le jour même de l'apparition de l'exanthème, une sensation de brûlure et des démangeaisons assez vives aux mains et aux poignets, principaux siéges de l'érythème.

A son entrée à l'hôpital, c'est-à-dire deux jours après qu'elle eut remarqué cette éruption, nous constations que les articulations des doigts étaient très-douloureuses, très-tuméfiées, et leurs mouvements presque impossibles.

Du reste, pas de chaleur à la peau, si ce n'est la température locale assez élevée. Pas de fièvre, pas d'inappétence, pas de céphalalgie.

Dans le second cas, des phénomènes généraux précèdent l'éruption ou, ce qui est plus rare, surviennent simultanément.

Malaise, courbature, état saburral de la langue, tels sont les premiers symptômes qui apparaissent. En même temps, le malade peut ressentir des douleurs plus ou moins vives localisées, ou au contraire répandues dans toutes les parties du corps.

Souvent ces douleurs ont précédé le cortége des phénomènes généraux.

La fièvre est ordinairement assez intense : sur les points qui vont devenir le siége de l'éruption, le sujet éprouve quelquefois de la démangeaison et une sensation de chaleur assez notable.

DESCRIPTION.

Que l'affection cutanée ait débuté sans prodromes, que ces derniers l'aient précédée ou qu'ils se soient produits simultanément, l'éruption est toujours caractérisée de la façon suivante.

La peau se couvre dans une étendue plus ou moins considérable de taches, faisant un relief assez marqué, de forme et de volume variables, d'un rouge vif, presque toujours vineux, disparaissant momentanément par la pression.

Ces taches ont de quelques millimètres à cinq centimètres d'étendue; si elles se réunissent par confluence, elles peuvent occuper toute la longueur d'un membre.

La rougeur est superficielle et bien limitée. Ces papules peuvent reposer sur une surface légèrement indurée.

Dans les intervalles qui les séparent, la peau a conservé toutes ses propriétés normales.

MARCHE

Lorsque l'éruption a été précédée de symptômes généraux, la marche de la maladie est assez rapide; elle est aiguë comme celle d'une affection pseudo-exanthématique.

Pendant trois ou quatre jours, l'exanthème ne subit aucune modification relative à sa forme ou à sa couleur.

La fièvre existe toujours à un degré plus ou moins élevé, quelquefois apparaissent des sueurs ordinairement peu abondantes; l'état saburral persiste.

Les douleurs peuvent devenir très-intenses, souvent on est en présence d'un épanchement de liquide, soit dans les articulations, soit dans les plèvres.

Les phénomènes généraux diminuent d'intensité en même temps que l'éruption, et disparaissent habituellement lorsque la rougeur de l'exanthème va s'effacer.

Les accidents locaux s'atténuent le plus souvent à cette période de la maladie. Dans certains cas, on les voit persister et même s'aggraver.

Du côté du cœur, on rencontre des signes de péricardite, d'endocardite, en un mot, de lésions diverses.

TERMINAISON DE L'ÉRUPTION

Du quatrième au sixième jour en général, les taches commencent à pâlir, s'effacent peu à peu, puis disparaissent complètement.

On observe parfois une légère desquamation.

La rougeur est souvent remplacée par une teinte bleuâtre, ecchymotique, persistant assez longtemps.

DURÉE

Elle varie en moyenne de un à trois septénaires. Si l'éruption passait à l'état chronique, la durée serait alors très-variable.

SIÉGE

On voit l'érythème papuleux sur le cou, la nuque, les avant-bras, aux environs des jointures et surtout sur la face dorsale des pieds et des mains.

Au point de vue de la nature de cet exanthème, Hébra attire l'attention sur la fréquence de cette dernière localisation.

COMPLICATIONS

Il peut survenir pendant le cours de cette affection, des complications analogues à celles qui se manifestent dans les autres localisations du rhumatisme.

On a noté des péricardites, des endocardites, des lésions pulmonaires, des pleurésies et même des méningites.

J'ai rapporté des observations où on a observé ces complications.

Résumé des complications survenues dans les cas que je cite.

Observation I. — Fluxions articulaires. Bruit de souffle au cœur. Pleurésie gauche.

Obs. II. — Manifestations successives du rhumatisme articulaire aigu. La malade était en convalescence, lorsque apparurent des phénomènes généraux assez intenses et une éruption d'érythème papuleux; puis successivement, congestion pulmonaire, ictère passant à la teinte verte, anasarque généralisée, méningite.

Obs. IV. — Douleurs rhumatismales, signes morbides du côté du cœur.

Obs. V. — Après l'éruption, douleurs plus vives, articulations tuméfiées, surtout les articulations tibio-tarsiennes, souffles cardiaques à la base et à la pointe.

Obs. VIII. — Engouement pulmonaire. Vives douleurs localisées au genou et au pied gauches.

Obs. IX. — Bronchite. Bruit de souffle cardiaque à la pointe et au premier temps. Quelques frottements péricardiques. Balano-posthite.

Obs. XIII. — Léger bruit de souffle au premier temps et à la base.

Obs. XV. — Tuméfaction du coude droit, puis des genoux et du coude gauche. Ces articulations sont en même temps douloureuses au toucher.

Obs. XVI. — Bruit de souffle au premier temps et à la pointe.

Obs. XVIII. — Seconde éruption. Douleur vive dans l'épaule droite et le côté correspondant. Pleurésie. Bruit de souffle cardiaque à la pointe et au premier temps.

Obs. XX. — Articulations tuméfiées, douloureuses. Bruits de souffle. Œdème du membre inférieur droit.

DIAGNOSTIC

L'érythème papuleux étant classé dans l'ordre des exanthèmes, j'ai à le distinguer de la roséole, de l'urticaire, de l'érysipèle, puis des éruptions sudorales, des syphilides et principalement des différentes variétés d'érythème.

Roséole. — Dans la roséole, interroger avec soin les antécédents du malade et examiner la forme et la couleur de l'éruption. Cet exanthème ne se localise pas comme l'érythème papuleux, il envahit toute la surface du corps.

Les taches sont rosées, diversement figurées et tout à fait superficielles.

Urticaire. — L'urticaire a des signes si manifestes qu'elle ne saurait être confondue avec l'érythème papuleux.

Je n'ai qu'à signaler sa courte durée, le relief de ses plaques rosées sur les bords et pâles ou bleuâtres au centre, son apparition intermittente et surtout le prurit intense qu'elle occasionne.

Erysipèle. — L'érysipèle ne ressemble par certains côtés à l'érythème papuleux que lorsque les taches de ce dernier deviennent confluentes et forment ainsi de larges plaques.

Engorgement douloureux des ganglions de la région qui est le siége de l'éruption, rougeur diffuse intense de la peau, qui devient lisse et brillante : voilà autant de signes distinctifs qu'on ne rencontre jamais dans l'érythème papuleux.

Exanthèmes sudoraux. — Ici, le diagnostic est très-facile. La couleur et la forme de l'éruption ne ressemblent en rien à celles de l'érythème papuleux. La miliaire et les sudamina surviennent ordinairement lorsque les sueurs sont très-abondantes, et ne siégent en général que sur les points où ces dernières séjournent longtemps.

La sécrétion cutanée exagérée détermine des éruptions apparaissant sans phénomènes généraux et disparaissant très-rapidement.

Syphilides. — La papule syphilitique est cuivrée, de petite étendue et, dans la majorité des cas, très-rebelle au traitement. Du reste, les antécédents du malade joueront un très-grand rôle dans le diagnostic.

Erythème scarlatiniforme. — Dans cette variété, les taches larges, sans saillie, sont d'une rougeur écarlate pointillée.

Cette coloration est caractéristique et n'appartient qu'à l'érythème scarlatiniforme.

La desquamation se fait toujours par lamelles d'étendue variable, alors qu'on l'observe très-rarement dans l'érythème papuleux.

Erythème fugax. — Pour cet érythème, on n'aura qu'à tenir compte des conditions où il survient : état puerpéral, fièvres, etc.

Erythème induré des scrofuleux. — Constitué par de longues plaques nullement douloureuses à la pression, d'une coloration uniforme, avec induration cutanée.

Il se développe sur des sujets lymphatiques et scrofuleux, d'où le nom que Bazin lui a donné.

Comme toute manifestation de la diathèse scrofuleuse, sa durée est très-longue, tandis qu'elle ne dépasse guère deux ou trois septénaires dans l'érythème papuleux.

Erythème intertrigo. — Cet érythème est généralement produit et entretenu par le frottement de la peau (plis de l'aine, etc.) ou de corps étrangers (vêtements, etc.) chez les enfants et les personnes grasses.

Il est du reste accompagné d'un suintement séreux particulier.

Erythème paratrimme. — Ne se rencontre que dans les affections graves, à la suite d'un long repos au lit, occupant le plus souvent le sacrum et la région trochantérienne.

Erythème produit par l'usage du copahu, du cubèbe et de l'iode. — Au lieu d'avoir la coloration, rouge vineux, de l'érythème papuleux, ces taches sont rosées avec démangeaisons plus ou moins vives.

Les antécédents du malade faciliteront toujours le diagnostic en indiquant l'usage même de ces médicaments.

ÉRYTHÈME PAPULEUX ET ÉRYTHÈME NOUEUX

Dans les deux affections, nous avons une tache sanguine congestive. L'érythème noueux siége principalement aux jambes. L'érythème papuleux occupe toutes les parties du corps et, de préférence, les avant-bras, la face dorsale des mains et des pieds et les environs des jointures.

Les nodosités de l'érythème noueux, douloureuses à la pression, sous-cutanées, sont le plus souvent indolentes et tout à fait superficielles dans l'érythème papuleux, quand elles existent dans cette dernière affection.

Ces caractères différentiels sont-ils si tranchés qu'on ne puisse considérer l'érythème papuleux et l'érythème noueux comme une seule et même variété d'érythème, intéressant le tissu dermique plus ou moins profondément ?

Ne trouve-t-on pas ces exanthèmes réunis sur le même sujet ? Les symptômes et la marche de la maladie ne sont-ils pas à peu près identiques dans les deux cas ?

Ne sont-ils pas au même titre des manifestations cutanées de la diathèse arthritique ?

N'observe-t-on pas, le plus souvent, dans ces deux variétés d'érythème, soit des douleurs, soit des complications rhumatismales ?

« Sans doute, dit Trousseau (1), ces deux affections ont quelque chose de commun, comme la variole et la varicelle, par exemple, mais elles diffèrent par des caractères qui, suivant moi, permettent d'en faire deux espèces différentes. »

Et plus loin, comme frappé de la forme simultanément noueuse et papuleuse des exanthèmes des trois malades qu'il a présentés comme types de l'érythème papuleux, il ajoute : « Je ne veux pourtant pas, Messieurs, omettre, dans l'intérêt de la cause que je défends ici, quelques circonstances qui semblent déposer contre mon opinion.

« Je vous ai dit combien je trouvais l'érythème noueux et l'érythème papuleux différents l'un de l'autre, cependant vous n'observerez jamais d'érythème noueux sans papules assez nombreuses, et quelquefois vous trouverez de véritables nouures dans l'érythème papuleux. »

Le docteur Révillout (2), dans un article consacré à l'érythème noueux et papuleux, s'exprimait ainsi, en s'appuyant sur des faits qu'il venait de rapporter : « Autant sont vagues les différences, autant sont au contraire frappantes les ressemblances entre les érythèmes noueux et papuleux. »

Des auteurs ont supposé que l'érythème noueux n'était qu'une variété d'érythème papuleux, au même titre que l'érythème marginé, tuberculeux ou autre.

(1) Clinique médicale de l'Hôtel-Dieu de Paris, t. I, p. 224 et 228, 4e édit.

(2) *Gazette des hôpitaux* du 13 juin 1874.

Je ne sais trop sur quoi on peut établir une pareille hypothèse.

Est-ce parce que, dans l'érythème papuleux, les formes sont variées, et uniques dans l'érythème noueux?

Mais alors il me semblerait plus rationnel d'admettre une classification d'après le siége plus ou moins profond de la lésion.

La proposition serait ainsi renversée, et la tache d'érythème papuleux superficielle, plus ou moins saillante, ne serait qu'une variété d'érythème noueux dont la plaque est sous-cutanée et profondément située dans les tissus de la peau.

Mais ce sont peut-être là des distinctions trop subtiles; arrêtons-nous simplement à cette idée que ces affections cutanées, pour les raisons citées plus haut, ne sont qu'une même variété d'érythème, et qu'elles sont érythème papuleux ou érythème noueux, suivant que la tache est plus profonde ou plus superficielle.

PRONOSTIC

« Au fond, dit Trousseau, ce n'est pas l'érythème papuleux qui est grave, c'est la diathèse dont il n'est que l'expression. »

De toutes les manifestations rhumatismales, celle-ci paraît être la plus bénigne.

La présence de cette éruption dans une attaque de rhumatisme permettrait jusqu'à un certain point de porter un pronostic favorable sur l'issue de la maladie.

Si de nombreux observateurs, anciens ou récents, ont regardé ces éruptions comme les efforts critiques de l'organisme dans les douleurs rhumatismales, c'est que les faits observés les avaient en quelque sorte autorisés à tirer une pareille conclusion.

Sans partager l'opinion de ces observateurs sur la nature de l'affection que j'étudie, je dirai incidemment qu'il faut entendre par phénomène critique, tout symptôme morbide nouveau dont l'apparition est en rapport formel avec l'amendement de la maladie, qu'il soit ou non possible d'expliquer et de concevoir les liens de cause à effet qui unissent l'amélioration de la maladie elle-même à la manifestation du phénomène ou symptôme critique.

Si l'éruption se complique de lésions cardiaques, de pleurésie ou d'arthrite rhumatismale, la gravité du pronostic est indiquée par l'intensité de ces complications.

ÉTIOLOGIE

L'érythème papuleux étant pour moi, lorsqu'il survient sans autre cause appréciable interne ou externe, une manifestation de la diathèse rhumatismale, je suis obligé d'indiquer les causes occasionnelles du rhumatisme.

A l'exemple de l'illustre professeur de la Charité, M. Bouillaud, je citerai le froid, et surtout le froid humide.

Schœnlein partage cette opinion : « C'est en hiver, dit-il, et au printemps, sous l'influence d'une atmosphère froid eet humide, dans la saison des brouillard et des frimas qu'elle apparaît (l'éruption), et, ordinairement, c'est du refroidissement causé par un courant d'air ou par la pluie que les malades accusent comme cause de la maladie. »

On a noté les influences saisonnières. Le printemps et l'automne favoriseraient plus que l'été et l'hiver le développement de cette affection cutanée.

Cette remarque vise spécialement les alternatives de chaleur et de froid, de sécheresse et d'humidité, survenant à ces époques de l'année et ramenant ainsi les attaques de rhumatisme.

L'hérédité arthritique joue un rôle assez important dans l'apparition de ces exanthèmes.

Ajoutons encore, comme causes des excès de régime, les fatigues musculaires excessives et la blennorrhagie, lorsqu'elle est compliquée de rhumatisme.

Il faudra cependant tenir compte des autres circonstances dans lesquelles peut se développer l'éruption érythémateuse.

On a signalé, outre le rhumatisme, comme causes déterminantes, des troubles de la menstruation, la dentition chez les enfants, les accès de fièvres, les accidents névralgiqaes, l'état puerpéral et l'ingestion de corps irritants ou médicamenteux.

Un interrogatoire méthodique et un examen sérieux du sujet empêcheront de confondre l'éruption qui nous occupe avec celles que produisent les moules, les coquillages de toutes espèces, le copahu, le cubèbe et l'iode.

INFLUENCE DE L'AGE ET DU SEXE

L'influence du sexe ne paraît pas jouer un grand rôle sur le développement de cette affection.

Sur les vingt-et-un cas que j'ai rapportés, il y a onze hommes et dix femmes.

Quant à l'influence de l'âge, elle est la même dans les deux sexes.

En moyenne, l'exanthème apparaît à 26 ans chez l'homme et à 28 ans chez la femme.

Résumé des causes sous l'influenee desquelles s'est manifestée l'éruption d'érythème papuleux dans les observations que j'ai rapportées.

Observation I. — Le 17 avril 1874, refroidissement. Eruption et point de côté apparaissent en même temps. Du 20 avril au 20 mai, point de côté persistant. Le 20 mai, nouveau refroidissement, point de côté plus douloureux. Douleurs vagues dans la continuité des membres; puis le 25 mai, seconde apparition de l'exanthème.

Obs. II. — Rhumatisme articulaire subaigu. Quelques jours après l'attaque, éruption érythémateuse.

Obs. III. — En 1872, première attaque de rhumatisme, puis éruption quatre ou cinq mois après.

Le 13 octobre 1874, le malade entre à l'hôpital pour des douleurs ressenties dans les genoux. Le 16 octobre, apparition de l'érythème.

Obs. IV. — La cause n'a pas été notée. Quelques phénomènes généraux, puis l'exanthème se manifeste.

Obs. V. — Affection articulaire rhumatismale, ayant duré trois mois, six ans auparavant. Entrée à l'hôpital avec éruption.

Obs. VI. — Hérédité rhumatismale. En avril 1871, refroidissement. Douleurs dans les genoux et les articulations tibio-tarsiennes. Quelques jours après, on remarque des plaques d'érythème noueux et papuleux.

Obs. VII. — Matelot et conséquemment exposé aux refroidissements. Douleurs articulaires et musculaires très-vives, surtout dans les membres inférieurs.

Trois jours après l'apparition de ces douleurs, survient l'éruption.

Obs. VIII. — Apprenti marin. Douleurs très-vives à la région lombaire et dans tous les membres. Six jours après, il aperçoit des plaques d'érythème papuleux sur les mains, les paupières et le front.

Obs. IX. — Violentes douleurs dans les articulations des genoux. Au neuvième jour, éruption.

Obs. X. — Malade âgée de 24 ans. A l'âge de sept ans, rhumatisme articulaire aigu localisé dans les genoux. Erythème survenu le 19 novembre 1874, sans prodromes et sous l'influence d'aucune cause interne ou externe (ingestion de médicaments, moules, coquillages, etc., ou application sur la peau de corps irritants).

Obs. XI. — Rhumatisme articulaire aigu. Du treizième au quatorzième jour de la maladie, apparaît l'éruption.

Obs. XII. — Cinq ans auparavant, rhumatisme articulaire aigu, d'une durée de soixante jours. Puis, de temps en temps, douleurs rhumatismales. Le 18 août 1862, le malade entre à l'hôpital pour un œdème considérable ayant succédé à une diarrhée. Le 19, l'œdème disparaît, et est remplacé par une éruption papuleuse.

Obs. XIII.— La malade a 17 ans. A 14 ans, rhumatisme articulaire subaigu. Le 25 et le 26 décembre 1873, apparition d'érythème. Quelques jours après, douleurs dans les genoux et les coudes.

Obs. XIV. —Quinze jours avant son entrée à l'hôpital, datant du 27 mai 1874, douleurs vives dans les épaules, les genoux et les articulations tibio-tarsiennes. Le 17 juin, éruption généralisée d'urticaire et de plaques papuleuses.

Obs. XV. — Une fille de 22 ans, lympathique, éprouvait du malaise depuis quatre mois qu'elle était à Paris. Eruption d'érythème papuleux avec tuméfaction, gêne des mouvements et douleur à la pression de l'articulation du coude droit.

Obs. XVI. — Logement humide, quatre jours avant l'apparition de l'exanthème, douleurs dans le genou droit qui devient gonflé et dont les mouvements sont impossibles.

Obs. XVII. — Douleurs rhumatismales pendant plusieurs jours avant l'éruption érythémateuse.

Obs. XVIII. — Œdème des jambes s'arrêtant aux genoux, puis apparition de l'érythème.

Obs. XIX. — Douleurs articulaires l'hiver

Obs. XX. — Suppression des règles. Angine rhumatismale. Douleurs articulaires.

TRAITEMENT

Admettant que l'érythême papuleux est un effet, nous devons pour le prévenir ou le traiter, nous attaquer à la cause.

Sublatâ causâ, tollitur effectus.

C'est donc contre le rhumatisme que nous devons employer toutes nos ressources thérapeutiques.

Si l'éruption a lieu pendant une attaque franche de rhumatisme ou en même temps que celle-ci, continuer ou instituer le traitement du rhumatisme aigu.

Emissions sanguines locales ou générales, suivant l'intensité des cas. Administrer à haute dose le sulfate de quinine, le nitrate de potasse, l'opium, la vératrine, la teinture de colchique, le tartre stibié, etc.

Sur les articulations douloureuses, des topiques opiacés.

Si au contraire on est en présence d'une éruption bénigne, survenue sans phénomènes généraux graves, avec un simple état saburral et quelques douleurs peu vives, donner un léger purgatif, quelques bains alcalins ou des bains amidonnés.

Ordonner le repos et un régime excessivement doux, légumes frais, viandes blanches, en un mot une bonne hygiène.

Sur l'éruption, quelques topiques pulvérulents appropriés.

Si l'exanthème passait à l'état chronique, ce qui est assez rare, prescrire des bains de vapeur et l'usage interne et externe des eaux de Baréges, du Mont-Dore, de Néris, etc.

Les douches froides et les douches sulfureuses constituent un traitement d'une très-grande efficacité

CONSIDÉRATIONS GÉNÉRALES

Le rhumatisme, affection diathésique, peut, comme toutes les maladies du même ordre, se présenter sous des formes morbides variées et occuper des siéges multiples.

Fixé de préférence dans l'un des tissus dont se composent les articulations, il affecte, à l'occasion, d'autres membranes et d'autres organes.

Le but que je poursuis dans ce travail est d'étudier une de ces localisations, ayant pour siége l'enveloppe cutanée.

Sans se dissimuler le danger d'étendre outre mesure la sphère du rhumatisme, il ne serait pas moins contraire à la vérité de la restreindre au-delà de ce qu'enseigne l'expérience. S'il est accepté aujourd'hui qu'il existe des phlegmasies rhumatismales des séreuses extra-articulaires, s'il est admis que les membranes muqueuses ne sont pas à l'abri des invasions du rhumatisme, il serait impossible de nier les manifestations cutanées de la maladie.

« Est-on fondé à établir, a écrit mon savant maître M. Lasègue (1), une ligne de démarcation profonde entre les phénomènes éruptifs qui se produisent à la peau et les phlegmasies des organes internes? La pleurésie comme l'endocardite ne peut-elle pas être un érythème des membranes séreuses, plus fébrile parce qu'il

(1) Traité des angines.

s'étend sur des tissus moins indifférents, plus durable parce qu'il provoque des phlegmasies secondaires qui se prolongent indéfiniment, plus dangereux, parce qu'il entraîne secondairement des lésions de structure qui se continuent pour leur propre compte, sans conserver aucun des caractères de l'inflammation rhumatismale. »

Toutes les fois qu'on a voulu prouver la nature rhumatismale d'une inflammation localisée, on a cherché d'abord si cette phlegmasie se produisait dans le cours du rhumatisme articulaire aigu.

Le fait de la coïncidence une fois démontré, on s'est cru autorisé à supposer que des lésions similaires, survenant en dehors de l'accès rhumatismal, relevaient de la même cause, que le sujet fût ou non rhumatisant, et à plus forte raison s'il avait subi d'avance des atteintes de rhumatisme.

Pour se borner aux exanthèmes, il est certain que diverses éruptions cutanées apparaissent dans le cours du rhumatisme articulaire franc, qu'elles siégent tantôt au pourtour, tantôt à distance des jointures, qu'elles ont à la fois des apparences variées et des caractères communs. Il n'est pas moins assuré que des éruptions analogues se produisent, sans crise rhumatismale actuelle, chez des individus ayant préalablement souffert de rhumatismes vrais, de douleurs rhumatiques ou prédisposés en vertu de l'hérédité. Enfin, comme l'ordre dans lequel se succèdent les manifestations rhumatismales n'est rien moins qu'obligé, il se peut que l'exanthème soit le premier indice de la constitution rhumatismale qui se montrera plus tard sous d'autres formes. Les exemples ne manquent pas de malades ayant débuté, dans l'évolution de la diathèse rhumatismale, par des angines, des éruptions cutanées, des affections des membranes séreuses, etc.

Parmi les exanthèmes auxquels l'épithète de rhumatismaux paraît devoir s'appliquer, j'ai choisi l'hérythème papuleux, parce qu'il s'observe fréquemment au cours même des accès de rhumatisme articulaire aigu, et que, par conséquent. il est de ceux qui éveillent le moins de doutes.

Dans une discussion soulevée à la Société médicale des hôpitaux, en 1859, MM. les professeurs Sée et Gubler ont cherché à établir une distinction entre les douleurs rhumatoïdes et les douleurs rhumatismales. Les souffrances articulaires qui accompagnent les érythèmes dits rhumatismaux et la scarlatine appartiendraient au premier type.

D'après M. le professeur Sée, ce sont des douleurs vagues au niveau des articulations et dans la continuité des membres, bien différentes des douleurs rhumatismales.

Dans la même discussion, M. le professeur Gubler ajoutait : les douleurs qui compliquent la scarlatine comme celles qui surviennent dans l'érythème, sont des douleurs rhumatoïdes, ce n'est pas du rhumatisme.

Malgré le respect que j'ai pour l'autorité des savants professeurs que je viens de citer, je suis forcé de me ranger à un avis contraire, en m'appuyant sur les faits que je rapporte dans ma thèse.

Sont-ce des douleurs vagues, rhumatoïdes, que ces vives douleurs ressenties dans des articulations souvent tuméfiées et contenant quelquefois du liquide? Comment expliquera-t-on ce fait important qui ressort de la plus grande partie de mes observations, que l'éruption s'est manifestée en même temps qu'une attaque de rhumatisme articulaire aigu ou après son évolution?

Ce n'est pas la première fois qu'on a essayé de discerner les douleurs rhumatismales vraies de celles qui dépendent d'autres causes pathologiques, sans arriver à une définition satisfaisante.

On a pris trop souvent pour termes de comparaison les douleurs vives de l'accès aigu, oubliant les sensations douloureuses atténuées, passagères, mal circonscrites au moins en apparence, dont se plaignent s souvent les rhumatisants atteints de ce qu'on pourrait appeler le *petit Mal.* Ni la durée ni l'intensité ne sont des éléments significatifs. Un seul symptôme domine tous les autres et c'est à celui-là qu'il convient de se référer; les douleurs rhumatismales articulaires ont cette particularité qu'elles n'occupent pas la totalité de la jointure, qu'elles ont des points *maxima*, comme l'a démontré surabondamment M. le professeur Lasègue dans les leçons cliniques qu'il a consacrées à ce sujet, et que la douleur, sur ces points, s'exagère toujours à la pression.

Or, aussi bien pour l'érythème que pour la scarlatine, ces signes sont manifestes à la condition qu'on prenne le soin de les rechercher.

Dans les cas de douleurs de nature hystérique, en rapport avec les affections cérébrales ou spinales, on ne trouve rien de semblable et c'est tout au plus si le nom de rhumatoïdes serait même admissible.

D'autres auteurs, parmi lesquels M. le professeur Hardy, ont non-seulement contesté que l'érytème papuleux fût de nature rhumatismale, mais ils ont affirmé que la coïncidence du rhumatisme avec l'exanthème était toute fortuite et presque exceptionnelle.

Pour moi, dit le savant médecin de l'hôpital Saint-Louis (1), je considère l'érythème papuleux non comme l'accessoire, mais comme la maladie principale dont le rhumatisme n'est qu'une complication.

J'ai compulsé, en effet, les observations d'érythème papuleux qui ont été publiées, je les ai rapprochées des faits que j'ai observés sous mes yeux, et j'en suis arrivé à cette conclusion que les phénomènes articulaires manquaient dans plus de la moitié des cas. L'arthrite rhumatismale est donc là une complication tout à fait semblable au rhumatisme qui se produit dans la scarlatine.

Je n'ai pas à rappeler que la coexistence actuelle de l'érythème et du rhumatisme n'est pas le seul argument à invoquer, qu'il faut ou remonter plus haut dans les antécédents des malades érythémateux ou les suivre plus loin après la poussée éruptive.

Sur les 21 observations recueillies au hasard et que j'ai citées ou rappelées, on trouve 12 fois des attaques franches de rhumatisme articulaire aigu antérieures à l'éruption, dans les 9 autres on constate également des accès moins intenses mais non moins caractéristiques.

Comme je l'ai dit, on a invoqué une simple coïnci-

(1) Art. Erythème, A. Hardy, Dict. Jaccoud.

dence de l'érythème avec le rhumatisme. Mais cette coïncidence, revenant presque toujours dans les mêmes conditions, ne nous indique-t-elle pas plutôt la nature rhumatismale de l'exanthème que son caractère essentiel, idiopathique? Je crois que l'observation ne permet pas d'avancer que l'érythème papuleux est une maladie idiopathique, se compliquant si fréquemment de lésions cardiaques, pleurétiques ou articulaires.

Dans ces lésions cardiaques elles-mêmes, survenant quelquefois dans le cours de cette éruption, considérée comme manifestation arthritique, ne trouve-t-on pas, d'après la loi de Bouillaud, un puissant argument pour affirmer encore le caractère rhumatismal de cet exanthème?

Pourquoi cet érythème papuleux aurait-il seul le triste privilége d'être précédé ou accompagné de douleurs, fussent-elles vagues ou rhumatoïdes, tandis que dans les érythèmes de cause interne ou externe bien déterminée, on n'en observe jamais?

J'ai cru ne pouvoir mieux répondre à cette manière d'interpréter les faits qu'en rapportant deux observations prises dans la thèse du Dr Symoneaux, qui a fait une maladie essentielle d'érythèmes papuleux, survenus quelques jours après l'apparition de *douleurs très-vives*, chez un marin et un apprenti marin, deux sujets placés dans des conditions favorables au développement du rhumatisme.

En outre, la fréquente localisation de cet exanthème autour des jointures et surtout à la face dorsale des mains et des pieds, dernière localisation à laquelle Hébra ajoute une si grande importance au point de vue du diagnostic, ne nous fournit-elle pas une nouvelle preuve de la nature rhumatismale de l'éruption érythémateuse ?

D'autres auteurs enfin, par une confusion qu'on ne saurait expliquer, grâce sans doute à une observation peu soutenue du malade, ont admis que l'érythème papuleux était, comme les sudamina et la miliaire, produit par les sueurs survenant dans les attaques rhumatismales.

Cette opinion est facile à combattre, en signalant que, dans la plupart des cas où on a assisté au début de l'éruption, on n'a pas mentionné les sueurs. Si par hasard on en a relaté la présence, ces sueurs n'ont même pas été suivies de miliaire et de sudamina, et à plus forte raison d'érythème papuleux.

Je n'ai pas voulu aborder dans cette étude les questions qui se rattachent aux exanthèmes rhumatismaux d'un autre ordre, péliose, purpura, etc. Il m'a semblé qu'il y avait profit à envisager successivement et isolément chacune des éruptions qui naissent sous la dépendance du rhumatisme. J'ai ainsi limité mon sujet aux érythèmes papuleux.

Les observations qui suivent, viennent à l'appui de l'opinion que je viens d'exposer sommairement et qui d'ailleurs n'appelait pas de longs développements.

OBSERVATIONS

Observation I (recueillie dans le service de M. le Dr Desnos).

Le nommé Burri (Jean), âgé de 29 ans, garçon d'office, est entré le 2 juin 1874, à la Pitié, salle Sainte-Marthe, lit n° 31.

D'une constitution robuste et d'une bonne santé habituelle, cet homme n'a fait aucune maladie antérieure grave. Il assure n'avoir pas ingéré de matières irritantes, telles que copahu, poissons, coquillages.

Pas de blennorrhagie, pas d'excès alcooliques.

Le 17 avril, à la suite d'un refroidissement, il eut une bronchite, un peu de fièvre, pas de courbature, ni douleurs d'aucune espèce, mais une éruption en tout semblable à celle que nous remarquons à son entrée.

Notons qu'il n'eut alors ni angine, ni larmoiement. En même temps que l'éruption apparut un point de côté au niveau de l'hypochondre droit. Ce malaise dura trois jours au bout desquels l'éruption disparut, cédant à des sueurs abondantes que le malade avait provoquées.

Du 20 avril au 20 mai, Burri put reprendre son travail, incommodé cependant, mais très-légèrement par son point de côté (probablement de la pleurodynie). Du reste, pas d'oppression, seulement un peu de bronchite.

Le 20 mai, nouveau refroidissement, le point de côté est plus douloureux, mais il cède à l'application d'un vésicatoire. Douleurs vagues dans la continuité des membres (pas de rachialgie), état fébrile qui oblige le malade à garder le lit une partie de la journée, jusqu'au 25 mai.

Ce jour-là, le malade remarque sur ses bras et sa poitrine le début d'une seconde éruption qui gagne rapidement le tronc et les membres. En même temps des douleurs vagues d'abord se localisent dans les genoux et les articulations tibio-tarsiennes, elles sont spontanées. Mouvements impossibles des articulations qui sont tuméfiées. Chaleur de la peau. Soif ardente. Cet état se maintient le même jusqu'au jour de son entrée, le 2 juin.

État actuel. — Le tronc et les membres sont couverts par une éruption qui affecte la disposition suivante : ce sont des plaques variant de la largeur de la main à celle d'une pièce de 5 francs, si nombreuses et si rapprochées qu'elles laissent à peine quelques légers intervalles de peau saine.

Plus ou moins enflammées au centre, selon qu'elles sont plus ou moins récentes ; les plus anciennes de ces plaques sont blanches au centre et entourées par un cercle érythémateux, festonné par ses bords, d'un demi-centimètre à deux centimètres de largeur, selon l'importance des plaques. L'éruption qui constitue le cercle dont nous parlons est d'un rouge assez vif, semblable à celui de la scarlatine. Cette rougeur, indolente au toucher, s'efface sous la pression du doigt pour reparaître aussitôt ; elle est composée par de petits points érythémateux, d'une coloration continue et uniforme, mais sans aucune trace de saillie. Le malade n'éprouve pas de démangeaison, ni de chaleur à la peau.

Quelques-uns des cercles plus ou moins complets d'érythème s'anastomosent entr'eux, de sorte que l'on peut en suivre des rubans se prolongeant assez loin sans interruption ; un entr'autres, entourant une plaque qui couvrait la région inguinale gauche, se réunissait au cercle d'une vaste plaque voisine occupant la région lombaire du même côté, de sorte que l'on pouvait suivre un long ruban entourant la région inguinale et remontant assez haut dans le dos.

Etat général. — Langue blanche. Peu d'appétit. Température rectale : matin, 38°2. — Soir, 38°8.

3 juin. Appareil respiratoire. Rien d'anormal.

Au cœur : léger bruit de souffle au premier temps et dont le maximum s'étend à la partie moyenne du cœur. Vésicatoire à la région précordiale.

Le 4. Temp. : matin, 39°5.

Nouvelles plaques au cou et à la face, rouges d'abord ; elles pâlissent ensuite au centre et à la périphérie.

Le 5. Il ne reste plus qu'un cercle érythémateux.

Le 6. L'érythème a un peu pâli.

Le 8. Temp. : matin, 38°8. Très-peu de liquide dans les genoux. La douleur a diminué, l'éruption a disparu en grande partie.

Le 9. Temp. : matin, 38°8.

Le 10. Temp. : matin, 38°4. Le malade se plaint d'oppression, on trouve à l'auscultation de la poitrine tous les signes d'un épanchement pleural, occupant la moitié inférieure de la plèvre gauche. Les fluxions articulaires ont complétement disparu.

Tisane : Reine des prés. Terre foliée de tartre : 2 grammes.

Le 11. Temp. : matin, 38°6. Plus de souffle, si ce n'est à la partie supérieure de la fosse sous-épineuse. Absence complète du murmure respiratoire. L'épanchement a augmenté. Pas de vibrations thoraciques. Vésicatoire. A droite, aux deux temps de la respiration, on trouve de gros râles muqueux, qui disparaissent après l'expectoration de crachats de bronchite à la deuxième période.

On entend par propagation le souffle du côté gauche.

Le 12. Temp. : matin, 38°4. Le liquide s'est résorbé, bruits superficiels, râles et frottements.

Le 14. Temp. : matin, 37°9. — Soir, 37°8. A gauche le murmure vésiculaire ne s'entend plus. Dans les grandes inspirations on entend des frottements pleuraux.

Le 15. Temp. : matin, 37°1. — Soir, 37°6. Plus de tuméfaction articulaire. La douleur a entièrement disparu. A gauche, on entend encore des frottements pleuraux très-intenses, de véritables raclements.

Egophonie et matité dans le tiers inférieur, un peu de souffle au tiers moyen. Râles ronflants à droite.

Le 16. Temp. : matin, 37°6. Frottements pleuraux disparus. Point de côté au-dessous du mamelon gauche. Le souffle entendu hier est plus intense (4 ventouses scarifiées).

Le 17. Temp. : matin, 37°7. Respiration exagérée dans la fosse sus-épineuse gauche, souffle pseudo-caverneux attribué au souffle bronchique renforcé par la présence d'un épanchement considérable et son passage à travers un poumon refoulé. Gargouillement.

Du 19 au 23. Râles sous-crépitants dans toute la hauteur du poumon droit en arrière.

A gauche, l'épanchement n'a pas diminué. Le 24, râles sous-crépitants dans la fosse sus-épineuse gauche.

Du 25 au 30. La matité et l'égophonie se rapprochent graduellement de la base de la poitrine. La bronchite est toujours intense, le malade tousse le matin, il remplit chaque jour son crachoir d'une expectoration jaune soufre, légèrement spumeuse, d'un aspect puriforme. Cependant l'état général s'améliore, le malade mange trois portions.

Le 17 juillet, l'auscultation de la poitrine ne donne aucun signe de pleurésie, sauf à gauche un peu d'obscurité du son de percussion. La bronchite ne s'est pas amendée, malgré les divers modificateurs des bronches (tels que pilules de Morton) qu'on lui a administrés.

A part sa bronchite, le sujet sort le 20 juillet bien portant du reste.

Obs. II. (*Constitution médicale*, juillet, août, septembre 1874. Rapport de la commission des maladies régnantes fait à la Société médicale des hôpitaux, dans la séance du 23 octobre 1874, par M. Ernest Besnier.) — Affections rhumatismales. (Maison municipale de santé.)

M. Féréol rapporte le cas suivant :

Une femme de 39 ans, d'une excellente famille belge, venue à Paris pour se distraire, entra avec un rhumatisme subaigu des plus ordinaires, qui se localisa bientôt dans les extrémités inférieures, où il menaçait de se fixer ; je dus faire placer les deux jambes dans des gouttières pour fixer les pieds qui avaient de la tendance à tomber dans une flexion exagérée très-douloureuse à la malade. Les choses se calmèrent, et la convalescence se prononça (11 juin, 19 juillet.)

La malade commençait à se lever, à marcher, on lui faradisait un peu ses extenseurs, qui conservaient toujours un peu de paresse, lorsqu'un mouvement fébrile assez violent se déclara, et alors apparurent successivement : une éruption d'érythème papuleux généralisé, d'une intensité incroyable, avec alternative d'affaissement et de recrudescence pendant plusieurs jours, et suivie d'une desquamation par plaques comme dans la scarlatine ; de la toux avec congestion pulmonaire, sans expectoration, sans angine ; puis un ictère très-intense passant à la teinte verte, une anasarque généralisée, très-considérable à la face et aux mains d'abord, puis, descendant aux extrémités inférieures, pour disparaître complètement en quelques jours, sans albumine aux urines ; enfin de la somnolence, des vomissemements, du délire sans épistaxis ni hémorrhagies, avec constipation, strabisme, cris hydroencéphaliques et tous les signes d'une méningite qui emporta la malade en quatre ou cinq jours.

M. Féréol appelle l'attention sur la rareté de pareilles complications se renouvelant sous des formes si diverses dans le courant d'un rhumatisme. L'ictère en particulier, rare et ordinairement léger dans le cours des affections rhumastimales (V. la thèse de Ball) a eu ici un caractère d'une gravité tout à fait exceptionnelle, et il eût été intéressant de voir à l'autopsie, qui a été refusée par la famille, si on trouvait des lésions hépatiques en accord avec les symptômes observés.

(*Union Médicale* du mardi 17 novembre 1874).

Obs. III (recueillie dans le service de M. le Dr Gallard) (1).

Le nommé Gachet (Joseph), âgé de 23 ans, chauffeur, entre le 13 octobre 1874, dans le service de M. le Dr Gallard à l'hôpital de la Pitié, salle Saint-Athanase, lit n° 45, pour des douleurs articulaires dans les deux genoux et les deux épaules.

Ce jeune homme est vigoureux, de bonne constitution. Il est chauffeur à la Compagnie du chemin de fer d'Orléans, et très-exposé conséquemment aux refroidissements.

A quatre ans, il a eu la rougeole ; il y a deux ans, une attaque de rhumatisme; c'était la première fois qu'il avait des attaques rhumastismales.

Le rhumatisme débuta d'abord par des douleurs sourdes, légères, puis de plus en plus vives dans les genoux. Elles n'occupèrent jamais d'autres articulations. La fièvre était modérée; le malade entra à l'hôpital et en sortit huit jours après presque guéri.

Les douleurs ne tardèrent pas à reparaître, mais peu vives et disparaissant pendant le repos au lit. Le malade ne pouvait cependant reprendre son travail. La marche était possible avec un bâton.

Cet état durait depuis quatre mois environ, lorsque le malade fut pris tout à coup d'une fièvre violente et

(1) Je dois une partie des détails de cette observation à mon collègue et ami. M. Gipouloux, externe du service.

forcé d'entrer de nouveau à l'hôpital (hôpital Saint-Antoine, salle Saint-Antoine).

Il avait une fièvre excessive, de la céphalalgie, de la diarrhée, de l'inappétence. Il se rappelle parfaitement avoir eu du délire pendant plusieurs jours, les douleurs n'augmentèrent pas d'intensité, et c'est de cette époque que le malade date la guérison de son rhumatisme.

Il nous raconte qu'à cette grave époque de sa maladie, il eut une éruption qui semble avoir été la cause de ces accidents fébriles et qu'il décrit de la manière suivante : Il vit apparaître en même temps sur toutes les parties de son corps, sauf à la plante des pieds et à la paume des mains des taches rouges, un peu saillantes, arrondies. Elles avaient une étendue, variant depuis celle d'une pièce de cinquante centimes à celle d'une pièce de cinq francs. Il se rappelle que la rougeur s'effaçait en la pressant avec la main. Il ne peut, dit-il, vu l'intensité de la fièvre, se rappeler si au début de l'éruption il a éprouvé de la cuisson; mais, quand la fièvre eut baissé, il eut de vives démangeaisons sur toute la surface du corps.

Le malade ajoute que, lors de la disparition de l'éruption, qui eut lieu envion au bout de douze jours, sa peau se détacha par plaques de la largeur d'une pièce de cinquante centimes à celle de deux francs.

Durant cette maladie il n'y eut ni angine, ni coryza, ni toux, ni conjonctivite.

Après l'éruption, la santé du malade redevint bonne; il ne conservait que de la faiblesse des jambes. Il put reprendre son service au bout d'une quinzaine de jours. Il n'accusa jamais de palpitations.

Au mois de janvier 1874, il contracta une blennorrhagie. Son écoulement disparut au bout de quinze jours, nous dit-il, aprés l'avoir traité par des injections d'eau blanche et de la tisane de chiendent.

Un mois après, nouvelle blennorrhagie; cette deuxième affection fut plus longue que la première. Elle dura deux mois. Le malade reprend de la tisane de chiendent ou de salsepareille, fait des injections d'eau blanche, et ne se traite jamais par le copahu.

Le 13 octobre, il entre à l'hôpital, parce que, depuis huit jours environ, il a ressenti des douleurs sourdes dans les deux genoux. Comme la première fois, les douleurs ont apparu peu à peu avec une fièvre très-modérée.

Le malade présente des symptômes assez accusés d'embarras gastrique: langue saburrale, nausées, inappétence, constipation. On lui prescrit une bouteille d'eau de Sedlitz.

Rien de particulier du reste à noter du côté des organes viscéraux. Le malade ne tousse pas, la respiration est normale dans toute l'étendue des deux poumons. Le cœur ne présente aucun bruit morbide, ses deux temps sont nettement frappés.

Les deux genoux ne présentent pas de gonflement, et l'on n'y trouve pas trace de liquide. La douleur spontanée est à peu près nulle quand le malade garde le repos. La pression réveille la douleur qui est plus marquée dans le genoux droit; les autres articulations sont tout à fait indemnes.

Le 15. Les deux épaules sont le siége de douleurs assez vives, la pression les exaspère. Les douleurs de l'épaule gauche sont moins accusées que celles de l'épaule droite. Même état des genoux. Le malade n'a guère pu dormir.

Cependant l'état des voies digestives est meilleur qu'hier ; la langue est blanche, le malade demande à manger un peu. Fièvre très-légère.

Le 16. Le malade n'a pas dormi, il a une fièvre assez vive, l'état des jointures est le même qu'hier.

En découvrant le sujet, on observe une éruption qui occupe une grande étendue de la surface cutanée.

Le hant des cuisses et des jambes, l'abdomen, le thorax, la face interne des bras et des avant-bras sont couverts de larges taches rouges ; on n'en aperçoit ni aux mains, ni aux pieds, ni au visage.

Ces taches, qui font une légère saillie, sont d'un rouge moins vif que celui des taches de la scarlatine. Leur coloration se rapproche de celle des taches rubéoliques.

Leur forme est plus ou moins arrondie ; quelques taches offrent la forme semi-lunaire, circinée.

On les voit par endroits se réunir et former une plaque plus ou moins large. La rougeur disparaît momentanément par la pression du doigt.

Le malade dit à plusieurs reprises que l'aspect de cette éruption est absolument le même que celui de la première. Comme différences, il y a à noter que, dans la première éruption, les taches étaient plus confluentes et plus étendues en surface. En outre, la réaction générale fut beaucoup plus vive.

Le 17. L'éruption est dans le même état qu'hier. Le malade commence à se trouver un peu mieux. Cependant l'état des jointures n'est pas sensiblement amélioré.

Le 18. Le malade n'a pu dormir cette nuit, vu l'intensité des douleurs articulaires. On prescrit un bain de vapeur et un julep avec 0,05 centigrammes d'extrait thébaïque.

Le 19. Nuit assez bonne. Amélioration sensible. Douleurs moins vives. Quelques taches commencent à pâlir et sont moins larges, surtout sur la poitrine et sur les bras.

Le 20. L'éruption a considérablement diminué. On ne trouve presque plus de taches sur les bras et la poitrine. Celles qui persistent sont très-pâles. On ne remarque aucune trace de desquamation sur les points occupés d'abord par l'exanthème.

Le malade demande à manger. Deux degrés. Un bain de vapeur.

Le 22. On ne trouve plus que quelques taches d'un rouge très-pâle sur le haut des cuisses. L'état des jointures est meilleur et les douleurs beaucoup moins vives. Le malade se plaint d'une très grande faiblesse. Il a un bruit de souffle doux à la base du cœur au premier temps, souffle se prolongeant dans les vaisseaux du cou. La face est très-pâle, les muqueuses sont décolorées. Julep avec liqueur de Fowler deux gouttes.

Le 24. Plus de trace de l'éruption. On continue la liqueur de Fowler.

Il est à noter que le malade a toujours présenté un état saburral plus ou moins considérable. On lui a fréquemment prescrit le matin un verre d'eau de Sedlitz.

Depuis le 24 octobre, l'état du malade n'a présenté aucune modification appréciable.

Le 10 novembre 1874, il quitte l'hôpital dans l'état suivent :

Toujours de légères douleurs dans les épaules et les

genoux. Anémie encore assez marquée. Grande faiblesse des membres inférieurs.

Obs. IV. — Erythème marginé. (Rapport de cette affection avec le rhumatisme, par A. Sevestre, interne des hôpitaux. *Progrès médical*, 1873, p. 347.) (1).

Résumé fait par l'auteur lui-même de cette observation :

Une jeune fille de 21 ans, bien portante jusqu'alors, est prise le 7 avril, de phénomènes généraux mal caractérisés.

Le 10, apparaît une éruption d'érythème marginé.

Le 13. Surviennent des douleurs dans les articulations, et ces douleurs présentent tous les caractères des douleurs rhumatismales.

Le 16. Le cœur est affecté, puis l'éruption disparaît, mais les douleurs persistent.

Le 26. Nouvelle éruption, mais aggravation des douleurs. Enfin, à différentes reprises, retour de l'exanthème, puis diminution des douleurs dans les grandes jointures, mais envahissement des petites articulations des doigts.

Obs. V. (Communiquée par le Dr Peter. Dr Ferrand, Thèse de Paris, 1862.)

Le 28 juin 1862, entre à l'hôpital du Gros-Caillou, salle 3, lit n° 31, X..., âgé de 26 ans, lancier, constitution bonne, tempérament nervoso-lymphatique.

(1) *Revue des sciences médicales*, Hayem, t. III, 1874, p. 668.

Antécédents. Affection articulaire rhumatismale, occupant surtout les hanches et les lombes, et ayant duré trois mois, il y a six ans ; scarlatine il y a cinq ans, sans anasarque consécutive.

Depuis lors, chaque fois que le malade se fatigue, il constate un œdème qui occupe les chevilles et des douleurs rhumatismales ; pas de palpitations ni de dyspnée.

La maladie actuelle a débuté il y a six jours par un état fébrile complet, qui existe encore actuellement.

Il y trois jours, un érythème papuleux s'est manifesté, qui, commençant à la paume de la main, s'est étendu bientôt aux avant-bras, occupant de préférence le voisinage des coudes ; il y en eut aussi au niveau des épaules; puis, sur les membres inférieurs, aux chevilles, à la face interne des genoux et à la face externe des hanches; enfin sur le tronc, de chaque côté, le long des espaces intercostaux et aux lombes.

Etat actuel. Cet érythème est disposé par plaques à peine papuleuses en certains points, très-papuleuses en d'autres, ailleurs encore d'une rougeur vive, comme scarlatineuse; cette rougeur, à peine appréciable aujourd'hui à la paume des mains, est aussi le siége de démangeaisons notables.

Presque toutes les jointures sont douloureuses; la tuméfaction n'est bien déterminée qu'aux chevilles; douleur et raideur des articulations des vertèbres cervicales, douleurs dans les masses musculaires et surtout dans le sterno-mastoïdien; les masses musculaires des membres sont indolentes.

L'état fébrile est très-marqué, le pouls à 100. Anorexie; souffle cardiaque un peu rude au premier temps, perceptible à la base et à la pointe.

Le 29. L'érythème a bien pâli; l'état général reste fébrile. Douleurs vives au niveau des parties osseuses et fibreuses sous-jacentes aux plaques d'éruption au niveau du genou.

Le 30. L'éruption disparaît peu à peu. Mais le malade reste fébrile et incapable de quitter son lit, tant sont vives les douleurs musculaires des membres et des articulations, bien que celle-ci ne soient nullement empâtées; les douleurs sont vives, surtout au niveau des parties fibreuses des jointures.

Dans les premiers jours de juillet, une nouvelle éruption papuleuse très-légère apparaît et dure à peine vingt-quatre heures. La fièvre cesse enfin avec les douleurs, et le malade, devenu convalescent, sort environ quinze jours après son entrée. Exeat.

Obs. VI.

Un de mes amis, C. A..., étudiant en médecine, âgé de 26 ans, d'une famille de rhumatisants. Le père cependant est très-bien portant, n'ayant jamais eu d'attaques de rhumatisme aigu, ni d'accès de goutte, ni de douleurs névralgiques; mais un oncle est manifestement rhumatisant; il a eu plusieurs attaques de rhumatisme; on observe chez lui la déformation des articulations phalangiennes des doigts.

Un second oncle goutteux est mort à l'âge de 46 ans, d'une attaque d'apoplexie pulmonaire.

En avril 1871, à la suite d'un refroidissement (le

temps était pluvieux), C. A... est pris de douleurs dans les deux genoux et dans les articulations tibio-tarsiennes; il n'en continue pas moins à marcher.

Trois ou quatre jours après, apparaissent des taches papuleuses sur les deux jambes.

MM. Labéda et Bonnemaison, professeurs à l'École de médecine de Toulouse, portent le diagnostic d'érythème rhumatismal.

L'érythème est en grande partie papuleux; il existe néanmoins trois plaques d'érythème noueux, l'une au mollet droit, l'autre en dedans du tendon d'Achille du même côté, la troisième sur la partie antéro-interne de la jambe droite.

Les deux articulations tibio-tarsiennes sont surtout douloureuses en ce moment; les pieds sont un peu gonflés.

Perte d'appétit, nausées, vertiges, bourdonnements d'oreilles.

Quelques jours après, C. A... est pris de vives douleurs dans la région lombaire. En même temps, œdème des membres inférieurs, œdème des paupières, bouffissure de la face, en un mot anarsaque généralisée.

Fièvre et insomnie, céphalalgie vive. La douleur des reins est spontanée, s'accroît par la pression.

Plus de douleurs aux genoux ni aux articulations tibio-tarsiennes.

Les urines sont rougeâtres, et contiennent une proportion énorme d'albumine.

Le diagnostic est albuminurie à frigore sous l'influence de la diathèse rhumatismale.

On traite l'albumine par des purgatifs drastiques répétés. (Eau-de-vie allemande.)

L'œdème disparaît peu à peu et avec lui, les taches d'érythème qui avaient persisté.

Bientôt les urines ne contiennent plus de traces d'albumine. L'appétit reparaît, mais C. A... est considérablement amaigri. Après trois mois de convalescence, il est à peu près rétabli et a recouvré la plus grande partie de ses forces.

Du mois d'octobre 1871 au mois de janvier 1874, mon ami jouit d'une santé parfaite; mais le 15 janvier 1874, il est pris d'une attaque franche de rhumatisme aigu qui débute par le genou gauche, le genou droit est aussi envahi à son tour. La fièvre rhumatismale dure quatre ou cinq jours, et au bout de dix jours, la guérison paraît complète.

A fin avril, C. A..., est atteint d'une angine rhumatismale, et le 8 mars commence une nouvelle attaque du rhumatisme aigu. Il est traité par M. le Dr Brouardel. Les articulations des orteils sont prises tout d'abord, puis le rhumatisme suit une marche ascendante et envahit successivement toutes les articulations petites et grandes, excepté l'articulation temporo-maxillaire et l'articulation coxo-fémorale gauche.

Il y a sept à huit poussées successives, surtout aux poignets et aux doigts. Ces derniers, comme chez l'oncle, restent un peu déformés après la maladie.

Pas de complications cardiaques. Cette fois on a remarqué des éruptions cutanées dues aux sueurs abondantes qui sont survenues dans le cours de l'attaque.

La maladie dure deux mois avec une fièvre constante. La convalescence dure trois mois. Pendant la convalescence, on observe encore par intervalles des douleurs articulaires aux doigts, aux poignets et aux genoux.

Aujourd'hui, mon ami C. A... se porte très-bien.

Obs. VII. (Thèse de Paris, Dr Symoneaux, 1874.)

Le nommé Le Lann (Nicolas), matelot de troisième classe, à bord du vaisseau *la Bretagne*, âgé de 21 ans, entre à l'hôpital maritime de Brest, dans le service de M. Lauvergne, professeur de clinique médicale, le 26 juin 1873.

Cet homme est souffrant depuis cinq jours ; il dit avoir éprouvé des *douleurs musculaires et articulaires très-vives*, surtout dans les membres inférieurs.

L'éruption s'est faite il y a deux jours ; elle occupe la face dorsale des mains, le cou et la région mastoïdienne. Le nez et les pavillons de l'oreille présentent aussi quelques taches. Sur la jambe droite, on trouve quelques taches rouges, mais sans nodosités.

Le malade tousse un peu ; l'examen le plus attentif de la poitrine ne fait découvrir aucun signe morbide.

L'appétit est diminué, mais l'état général est bon, pas de fièvre. On prescrit une bouteille d'eau de Sedlitz.

Le 28, le cinquième jour après l'éruption, toutes les taches avaient presque complètement disparu, et le 30, le malade sortait de l'hôpital.

Obs. VIII. (Thèse de Paris, Dr Symoneaux, 1874.)

Le nommé Guéguen (Joseph), âgé de 21 ans, apprenti marin, à bord du vaisseau *la Bretagne*, entre à l'hôpital maritime de Brest, service de M. Lauvergne, professeur de clinique médicale, le 10 juin 1873.

Cet homme est malade depuis huit jours. Au début, *douleurs très-vives* à la région lombaire, douleurs dans tous les membres, inappétence, céphalalgie et fièvre.

Il y a deux jours, les plaques érythémateuses se sont montrées sur les mains, sur les paupières, ainsi que sur le front.

Les yeux sont larmoyants, les conjonctives injectées.

Sur le front, on voit quelques plaques disséminées.

Aux membres inférieurs, il y a aussi quelques taches, mais sans nodosité.

A la face dorsale des mains, l'éruption est confluente, les taches forment une légère saillie à la surface de la peau et offrent une coloration violacée.

La dimension de ces plaques est des plus variables ; quelques-unes mesurent de 1 à 2 centimètres de largeur, tandis que les autres sont à peine grosses comme une lentille.

Au centre de quelques taches, l'épiderme soulevé forme des plaques d'érythème iris. Sous cet épiderme on ne peut découvrir aucun liquide.

La rougeur de toutes ces plaques disparaît sous la pression du doigt pour reparaître aussitôt.

10 juin. Soir. Pouls, 90 ; temp., 39°8. On prescrit une bouteille d'eau de Sedlitz.

Le 11. Cinq selles sous l'influence du purgatif. Rien de particulier depuis hier. Matin. P., 80 ; t. 38°8. — Soir. P. 92 ; t., 39°6.

Le 12. Pas de sommeil, langue toujours saburrale. Matin. P., 76 ; t., 38°5. — Soir. P., 78 ; t. 39°.

Le 13. Toujours insomnie, langue blanchâtre. Erythème stationnaire. Matin. P., 72 ; t., 38°9. — Soir, P., 96 ; t. 39°8.

Le 14. Toujours insomnie, soif ardente. L'érythème a un peu pâli. Matin. P. 72 ; t., 38°2. — Soir. P., 84 ; t. 38°8.

Le 15. Le malade se plaint de gêne dans la respiration. A la base du poumon gauche, on trouve un peu de submatité avec des râles sous-crépitants, il y a de l'*engouement*.

On prescrit quatre ventouses scarifiées. Matin. P., 72 ; t., 38°. — Soir. P., 96 ; t. 40°.

Le 16. La gêne dans la respiration a disparu, les poumons fonctionnent plus librement. Matin. P., 84 ; t. 38°6. — Soir. P., 76 ; t., 38°2.

Le 17. Nuit agitée, toux fréquente, l'érythème diminue. Matin. P., 64 ; t., 38°4. — Soir. P., 76 ; t., 38°6.

Le 18. Quelques taches nouvelles apparaissent aux mains.

Rien de particulier par ailleurs. Matin. P., 72 ; t., 38°4. — Soir. P., 72 ; t., 39°.

Le 19. *Douleurs très-vives* au genou et au pied gauches, pas de rougeur, pas de gonflement.

Toux fréquente. Rien de particulier. Matin. P., 56 ; t., 38°. Soir. P., 84 ; t., 38°8.

Le 20. *Les douleurs articulaires continuent.* Matin. P., 60 ; t., 38°2. — Soir. P., 60 ; t., 38°9.

Le 21. *Les douleurs articulaires sont toujours très-vives.* Matin. P., 68 ; t., 38°. Soir. P., 72. T., 38°2.

Le 22. Cinq à six selles diarrhéiques sous l'influence de l'administration prolongée de la limonade tartarisée miellée. Matin. P., 60 ; t., 37°8. Soir. P., 84 ; t., 39°.

Le 23. La diarrhée continue. Matin. P., 64 ; t., 38°. — Soir. P., 68 ; t., 38°4.

Le 24. Pas de selles depuis vingt-quatre heures. Amélioration de l'état général. Matin. P., 60; t., 38 — Soir. P., 58 ; t., 38°2.

Le 25. *Douleurs lombaires assez intenses*, selles régulières.

Le 26. L'amélioration continue. Matin. P., 84; t., 38°2. — Soir. P., 64 ; t., 38°6.

Les 27, 28, 29, 30. L'amélioration continue. La température et le pouls sont encore pris matin et soir, mais tout mouvement fébrile a disparu, et le 1er juillet on ne trouve plus trace de l'éruption.

Le traitement a toujours été des plus simples.

Le premier jour, une bouteille d'eau de Sedlitz, puis, les jours suivants, de la limonade tartarisée. Les complications pulmonaires ont été combattues par des ventouses scarifiées.

OBS. IX. (Communiquée par le Dr Landrieux, chef de clinique. Thèse du Dr Derrécagaix, Paris, 1874.)

Le 17 mai 1869, entrait à l'hôpital Beaujon, dans le service de M. le professeur Gubler, un malade âgé de 19 ans, domestique. D'une constitution robuste, d'un tempérament sanguin, il dit n'avoir jamais été malade ; mais, depuis huit jours, il a été pris d'un malaise général, avec sentiment de courbature.

Il a eu trois épistaxis, a été pris de larmoiement et d'une toux fréquente. Depuis cette époque, il a de l'inappétence et de la diarrhée qui revient de temps à autre. Pas de vomissement, pas de rachialgie. Enfin, phénomène important, il a éprouvé de violentes douleurs dans les articulations des genoux ; ces douleurs ont été tellement vives, surtout à droite, qu'un médecin consulté fit appliquer neuf sangsues au pourtour du genou droit.

Etat actuel. — Ce matin seulement (dix-neuvième jour de la maladie), une éruption s'est montrée avec les caractères suivants : à la face, on observe une multitude de points érythémateux ne faisant aucune espèce de saillie ; ces surfaces rouges, confluentes dans certains points, sont, dans d'autres endroits, séparées par îlôts de peau saine. La rougeur vive s'efface sous la pression du doigt, mais reparaît presque immédiatement. C'est une éruption tout à fait rubéoliforme, et nulle part sur les autres points du corps on n'observe d'éruption analogue. Mais les muqueuses sont prises, les conjonctives palpébrales sont rouges, injectées, larmoyantes, il y a du coryza. La langue, légèrement saburrale, est rouge à la pointe, et on constate une rougeur érythémateuse de l'isthme pharyngien ; pas de trace d'éruption sur la voûte et le voile du palais. Il y a des râles de bronchite, des râles secs et humides, et une expectoration purulente. La soif est vive, la prostration extrême, le pouls est à 110.

18 mars. — L'éruption a pris une grande extension; elle est confluente ce matin sur le tronc et aux membres inférieurs. Elle est constituée par une multitude de plaques d'érythème d'une étendue variable, mais très-rapprochées les unes des autres. Aux membres supérieurs, l'éruption est nettement papuleuse, mais discrète. La teinte générale de l'éruption est d'un rouge vineux prononcé. On constate ce matin un bruit de souffle net à la pointe et au premier temps. On distingue aussi quelques frottements péricardiques superficiels. Le soir, pouls 90; peau chaude. L'éruption a beaucoup pâli à la face et sur le tronc, tandis que sur les membres inférieurs elle est devenue confluente. La langue se desquame. L'érythème guttural persiste, mais n'est pas plus prononcé. Larmoiement continu. Il y a peu de râles dans la poitrine, cependant le malade a toujours une expectoration muco-purulente (les crachats ne sont nullement nummulaires).

Balano-posthite consécutive à l'éruption, qui, sur la verge et sur les bourses, a été intense. Rétention d'urine.

Le 19. L'éruption s'efface partout, laissant à sa place une teinte rouge avec apparence œdémateuse. T. 38°8. Le soir, soixante pulsations seulement. Urines albumineuses. Pas de douleurs articulaires.

Le lendemain à peine retrouve-t-on les traces de l'éruption. Pas de rougeur, pas de douleurs. Temp. 38°6.

Les jours suivants, l'amélioration continue. Au visage, la desquamation est furfuracée, mais sur le scrotum, l'exfoliation se fait par de larges lamelles épidermiques, comme dans la scarlatine.

Obs. X. (Recueillie dans le service de M. le Dr Lallier.)

La nommée C. L..., âgée de 24 ans, journalière, est entrée le 11 novembre 1874, salle Sainte-Foy, lit n° 12.

Aspect plus vieux que son âge ne le comporte. Aucune maladie grave antérieure, sauf, dit-elle, un mal de nez qui dura assez longtemps.

A l'âge de sept ans, elle eut une attaque de rhumatisme articulaire aigu localisé dans les genoux. Pendant deux jours surtout, douleurs très-vives et mouvements de ces articulations totalement impossibles

Réglée à douze ans et demi. Menstrues toujours normales.

Il y a trois ans, elle a perdu un enfant de quatre mois. En août 1873, à la suite d'une émotion, elle a fait une fausse couche de trois mois.

Actuellement, elle est dans le huitième mois de la grossesse.

Le 9 novembre, à son lever, elle a aperçu sur ses mains des taches rouges. La veille, elle était très-bien portante. Elle n'avait eu les mains en contact avec aucun corps irritant, ni ingéré des moules ou coquillages. J'ajouterai qu'elle n'était sous l'influence d'aucun traitement mercuriel ou copahique.

La nuit, elle n'avait ressenti ni picotement, ni démangeaison.

Les phénomènes prodromiques ont été nuls, pas de fièvre, pas de céphalalgie.

L'éruption s'est d'abord montrée aux mains, puis les joues ont été envahies.

Le soir, sensation de brûlure, de piqûres, la nuit, démangeaisons assez vives.

Etat actuel. — C'est aux mains et au poignets que l'éruption est le plus étendue. Elle est disposée sous forme de vastes plaques irrégulières festonnées, d'un rouge sombre et vineux, disparaissant momentanémentsous la pression du doigt, laissant entr'elles des intervalles de peau saine. Les contours des plaques sont très-nets et un peu saillants.

Les doigts sont tuméfiés et roides. Les articulations phalangiennes sont gonflées et très-douloureuses.

L'éruption aux mains est disposée très-symétriquement. Sur l'avant-bras droit, on aperçoit de petites taches isolées, assez irrégulièrement arrondies, un peu supérieures, comme dimension, à des lentilles, de même coloration que les plaques au voisinage desquelles elles se trouvent, mais faisant une saillie très-notable. C'est sur cette partie du membre supérieur qu'a débuté l'éruption. Quelques taches tendent à se confondre par confluence.

La température locale est manifestement élevée au toucher, la sensation de brûlure est surtout accusée dans la paume de la main.

Sur les deux joues, on retrouve encore des taches saillantes, isolées, pareilles à celles que nous avons signalées sur l'avant-bras. Mais, sur ce point, l'éruption n'est accompagnée d'aucune sensation de brûlure ou de picotement.

Rien aux membres inférieurs ni sur le tronc. A la suite de deux applications d'une solution prescrite par un pharmacien, la malade prétend avoir vu ses mains enfler, et particulièrement les jointures des doigts. C'est cette particularité qui l'engagea à entrer à l'hôpital.

Le diagnostic a été porté : érythème papuleux rhumatismal. On a prescrit 0 gr. 60 de sulfate de quinine.

12 novembre. L'éruption s'est considérablement modérée depuis la veille. La rougeur a beaucoup diminué. Les taches isolées de l'avant-bras ont presque disparu, elles ne sont plus papuleuses et ne laissent qu'une teinte ecchymotique.

Les douleurs articulaires persistent. Les articulations des doigts sont beaucoup moins tuméfiées, mais toujours douloureuses à la pression et surtout à la flexion.

Le 13. L'érythème a presque complètement disparu. Plus de gonflement et de douleurs aux doigts droits. Gonflement au niveau des quelques articulations métacarpo-phalangiennes gauches. 4 degrés.

Le 14. Rougeur, gonflement au niveau de quelques articulations métacarpo-phalangiennes droites. Sulfate de quinine, 0 gr. 60.

Le 15. Les doigts vont mieux. Mais la malade accuse des douleurs dans les poignets.

Le 16. Plus de douleurs nulle part.

Le 17. Rien.

Les 19, 20, 21, 22, desquamation furfuracée des

mains, persistant encore le 25, jour où la malade est sortie de l'hôpital parfaitement guérie.

Obs. XI. (Communiquée par M. Laborde, recueillie dans le service de M. le Dr Bouvier. Thèse de Paris, 1862, Dr Ferrand.)

L... (Eugène), 10 ans, entre à l'hôpital des Enfants le 13 septembre 1862, salle Saint-Jean, n° 19.

Rhumatisme articulaire aigu, ayant débuté par des épistaxis répétées et assez abondantes pour nécessiter le tamponnement et des applications de perchlorure de fer; occupant actuellement le genou gauche, sou la forme d'une abondante hydarthrose.

Le genou droit, moins tuméfié, offre cependant aussi un peu d'empâtement intra-articulaire.

Après treize jours de maladie, les genoux se dégagent et les hanches sont envahies à leur tour, et, très-violemment. Les articulations des membres supérieurs, coudes et épaules, sont prises en même temps de gonflement et de douleurs.

Alors survient, du soir au lendemain, une éruption assez abondante sur les parties latérales du cou, les épaules et la partie supérieure du thorax; cette éruption est constituée par des papules rougeâtres, légèrement acuminées, confluentes, saillantes au palper, sans prurit. Elles ne sont pas entremêlées de sudamina.

Le malade est emmené par ses parents le 10 octobre, l'éruption n'ayant pas encore disparu et le rhumatisme n'étant pas complètement terminé. Exeat.

OBS. XII. (Recueillie dans le service de M. le Dr Bouley, communiquée par M. Piedvache. Thèse de Paris, 1862, Dr Ferrand.)

B... (Etienne), âgé de 58 ans, journalier, entré à l'hôpital Necker, salle Saint-Jean, n° 40, le 18 août 1862.

Ce malade est entré à l'hôpital Beaujon, il y a cinq ans, pour un rhumatisme articulaire aigu qui dura soixante jours, et fut traité par le sulfate de quinine.

Avant cette attaque, il avait depuis longtemps des douleurs rhumatismales; depuis lors, il eut un eczéma dont il fut guéri à l'hôpital Saint-Louis, par M. Bazin.

Il y a trois ans, il eut un zona qui dura trois semaines.

L'an passé, il ressentit de vives douleurs dans la plante des pieds et subit pour cela un traitement qui paraît avoir été mercuriel (?). Ces douleurs furent remplacées par une éruption qui occupa le voisinage du genou, et après huit jours d'existence, fut suivie de desquamation.

Il y a trois semaines, après avoir éprouvé de grandes fatigues, il fut pris d'une très-violente diarrhée, sans douleur, ayant tous les caractères de l'entérorrhée. Elle céda à la tisane de riz, additionnée de thé au rhum.

Pendant cette diarrhée, il ressentit une fois un grand prurit des pieds et des mains.

Au bout de quinze jours, la diarrhée fut suivie d'un œdème aigu qui apparut d'abord au scrotum et à la verge, puis aux deux membres inférieurs. Le lendemain de l'apparition de cet œdème, il entre à l'hôpital.

Il se présente en effet avec un œdème considérable, aigu et rénitent, occupant les bourses, les membres inférieurs et même les deux poignets : chaleur, malaise.

Le 19. Fièvre légère, manifestée surtout par la chaleur de la peau. L'œdème a disparu, et est remplacé par une éruption qui se rapproche de l'érythme papuleux discret, et occupe la région palmaire des deux avant-bras, surtout au niveau des coudes. On la voit encore à la face interne de la moitié inférieure des deux cuisses.

Cette éruption disparaît au bout de trente-six heures, puis réapparaît, et pendant trois jours, cesse chaque soir pour se renouveler chaque matin, par poussées successives, dans le même lieu.

Le 25. Huit jours après l'entrée, le malade ne présente plus que des taches jaunâtres, traces de l'éruption disparue ; apyrexie ; nul œdème ; pas d'albuminurie.

On le laisse sortir le lendemain, sur sa demande expresse, bien que quelques points éruptifs se soient montrés de nouveau.

Obs. XIII. (Recueillie dans le service de M. le Dr Bucquoy.)

La nommée L... (M.), âgée de 17 ans, domestique, est entrée, le 14 janvier 1874, salle Saint-Philippe, n 12, hôpital Cochin.

Antécédents. Bonne santé habituelle. Fièvre typhoïde à 15 ans. Règles régulières, mais abondantes. A 14 ans, chorée qui dura trois mois et rhumatisme articulaire subaigu.

La malade déclare que, le 25 décembre 1873, elle remarqua une petite tache rouge au niveau du coude droit, et le lendemain une autre au niveau du coude gauche, puis aux genoux.

Cinq jours après l'apparition de la première tache, elle ressent des douleurs aux genoux et environ cinq jours après dans les coudes.

Aujourd'hui, elle souffre surtout des genoux et du coude gauche, très-peu du coude droit. Rien dans les mains et les pieds. Ces douleurs sont assez vives et augmentent par la pression.

Taches de la grandeur d'une pièce de 5 francs, irrégulièrement ovoïdes, d'un rouge foncé, reposant sur une surface indurée et douloureuse à la pression, situées sur les deux jambes au niveau du tiers inférieur antéro-interne. Plusieurs taches foncées, bleuâtres, à base indurée, douloureuses à la pression, de différentes grandeurs (pièce de 1 franc à 50 centimes), disséminées sur les deux avant-bras. Deux ou trois un peu plus grandes se voient au-dessous des coudes.

La peau fait un léger relief qu'on sent bien à la palpation.

Aspect crasseux des jambes, pouvant faire croire à un ichthyose, si l'on se borne à un examen superficiel.

Aspect anémique des lèvres et des conjonctives.

Au cœur, léger bruit de souffle au premier temps et à la base. Deuxième bruit accentué.

La malade dit avoir bonne nourriture et bon logement. Elle ajoute qu'elle n'a pas été exposée au froid.

Son père est rhumatisant.

Prescription : Chiendent; poudre de Dower, 30 centig.; huile de ricin, 20 gram.

9 janvier. Les articulations prises ne présentent ni rougeur, ni gonflement. Langue blanchâtre, peu d'appétit depuis le début de la maladie.

Le 13 janvier, la malade sort complètement guérie.

Obs. XIV. Erythème papuleux symptomatique.

« Nous avons annoncé des cas d'érythème papuleux symptomatiques, qui ne se rattachent en rien aux érythèmes idiopathiques papulo-noueux et qui peuvent compliquer un rhumatisme par exemple. » Dr Victor Révillout. (*Gazette des hôpitaux,* samedi 27 juin 1874, n° 74).

Voici le résumé succinct d'un fait de ce genre :

Le 27 mai dernier, entrait à la Charité, salle Saint-Basile, n° 13, service de M. Rigal, une femme de 24 ans qui, après une grossesse normale et un accouchement très-heureux, avait voulu nourrir.

Elle était donc nourrice depuis cinq mois et s'était portée jusque-là très-bien, lorsque, quinze jours environ avant son entrée à l'hôpital, elle fut prise de douleurs vives dans les épaules, puis dans les jambes. Bientôt les jambes furent le siége exclusif de ces douleurs, qui se localisèrent surtout dans les genoux et les articulations tibio-tarsiennes. Malgré ces douleurs, la malade pouvait encore marcher, mais difficilement. En outre, elle se sentait faible et un peu abattue. La gêne de la marche augmentait, et l'état général s'aggravait ; elle se décida à entrer à l'hôpital.

Elle ne présentait alors pas de fièvre ; les articulations gonflées n'étaient pas rouges ni très-chaudes, ni très-douloureuses à la pression. Le genou droit contenait un peu de liquide, et le genou gauche un peu plus ; les cous-de-pied étaient empâtés. Les mouvements lents et douloureux étaient encore possibles dans une certaine mesure. Toutes les autres articulations étaient indemnes.

Aucun bruit de souffle au cœur le jour de l'entrée ; un peu de rhume depuis trois jours.

Les seins se gonflèrent et devinrent douloureux les jours suivants ; il s'alluma de la fièvre ; le rhume augmenta.

Le 3 mai, on constata un souffle léger au premier temps, à la pointe du cœur, et un autre à sa base ; en même temps apparaissait un peu de diarrhée et un certain état d'hébétude. Cette sorte d'état typhique s'accentua les jours suivants ainsi que les bruits de souffle cardiaque ; la bronchite avait augmenté.

Le 5 juin, le poignet se prit, la température monte à 39°4, le facies devint plus abattu, et devant l'aspect vraiment typhique de la malade, on put songer à une endocardite ulcéreuse.

Cet état persista, à peu de chose près le même, bien que la fièvre eût diminué, jusqu'au 15 juin, jour où se produisit une tuméfaction phlegmoneuse de la fosse iliaque gauche.

C'est dans cette condition que le 17 juin apparurent une éruption généralisée d'urticaire et en même temps de plaques papuleuses bien caracterisées qui siégeaient surtout aux avant-bras, sur les poignets, « vers les siéges d'élection des mêmes plaques compliquant un érythème noueux, idiopathique (Dr V. Révillout). » Ces plaques s'effacèrent en moins de trois jours, le phlegmon de la fosse iliaque se dissipa presque aussi vite, et depuis lors cette malade alla toujours de mieux en mieux.

Il ne se fit aucune autre poussée de plaques papuleuses.

Obs. XV. (Tirée du Traité des maladies de la peau, de Rayer. — Erythème papuleux et tuberculeux. — Bronchite. — Rhumatisme. — Fièvre rhumatismale éruptive. (Recueillie par M.Bonnet).

Michaud (Marie), âgée de 22 ans, domestique, fille molle et lymphatique, éprouvait du malaise depuis quatre mois qu'elle habitait Paris. Quelques jours avant son entrée à l'hôpital, elle avait observé des rougeurs sur différentes parties de son corps. On voyait sur les deux coudes et sur les bras des plaques rouges dont les dimensions variaient depuis celle d'une pièce de dix sous jusqu'à celle de la paume de la main. Ces plaques, saillantes, douloureuses, s'effaçaient sous l'impression du doigt, pour se reproduire aussitôt qu'elle cessait, de leur circonférence vers leur centre; quelques-unes étaient légèrement bleuâtres.

L'articulation du coude droit était un peu tuméfiée, ses mouvements étaient gênés, le toucher était douloureux. Perte de l'appétit, haleine fétide, pouls fréquent, sueurs, point de toux, écoulement des règles.

Le 1er mars 1830, les deux genoux et les deux coudes

sont tuméfiés et douloureux; les derniers demi-fléchis ne peuvent être tendus. La malade souffre aussi dans le poignet droit et un peu dans les doigts; elle ne peut leur donner le plus léger mouvement sans de vives souffrances. Les plaques rouges observées la veille sont dans le même état; il en est survenu sur la cuisse de plus petites, de la dimension d'une lentille ou d'une pièce de dix sous. Elles sont saillantes, lisses et douloureuses au toucher. Pouls fréquent, plein; anorexie (deux saignées de trois palettes dans les vingt-quatre heures, eau gommée).

Le 6 mars. Les articulations des poignets sont seules douloureuses, les plaques rouges du coude sont dissipées, quelques taches livides et bleuâtres sont disséminées sur les membres, toux, râle sifflant et muqueux. Les douleurs rhumatismales persistent; aux coudes et aux poignets les plaques ressemblent à des marbrures; langue jaune, épaisse et sale, vomissements, point de selles, douleurs dans le ventre, insomnie (30 sangsues à l'épigastre, deux lavements émollients, diète).

Le 8. Des taches bleuâtres remplacent les plaques, le genou gauche est douloureux, les poignets et les coudes le sont un peu (30 sangsues sur le genou, bain).

Les 9 et 10. La malade souffre toujours dans les genoux et les poignets, qui sont un peu tuméfiés douleurs à l'épigastre et au ventre, point de diarrhée, enduit de la langue d'une couleur jaune (bain, bouillon).

Le 11. Le genou droit est moins douloureux, appétit, bouillon.

Le 17. Le malade souffre moins. On continue les bains; soupes.

Le 22. Convalescence. La malade sort guérie le 3 avril (1).

Obs. XVI. (Résumé d'une observation recueillie dans le service de M. le professeur Chauffard.)

Le nommé B..., âgé de 29 ans, garçon boucher, entre le 24 Mars 1874 dans le service de M. le professeur Chauffard, salle Saint-Luc, n° 26, hôpital Necker.

Il est d'une bonne constitution et n'a jamais été malade.

A son entrée, le malade raconte qu'il couche au rez-de-chaussée, dans une chambre humide.

Il y a trois jours, il a été pris de douleurs vives au genoux droit.

Voici ce que l'on constate à la visite du 25 mars :

Le genou droit est gonflé, rouge, chaud au toucher; impossibilité de marcher. En même temps on signale un érythème papuleux à la partie interne et antérieure des membres inférieurs. On voit des rougeurs superficielles, mal circonscrites, disparaissant momentanément par la pression du doigt.

Bruit de souffle au premier temps et à la pointe; rien dans les poumons.

Constipation, inappétence; langue saburrale.

Traitement : 0,75 centigrammes de sulfate de qui-

(1) Traité théorique et pratique des maladies de la peau, Rayer 2e édition, 1835.

nine ; articulation entourée d'ouate imbibée de laudanum. Les jours suivants, les douleurs et le gonflement diminuent.

Le sixième jour, l'érythème a complètement disparu.

Quinze jours après son entrée, le malade sortait guéri de son rhumatisme.

Obs. XVII. (Observation de Legroux, médecin de l'Hôtel-Dieu.)

J'ai en ce moment dans mon service, disait Legroux à la Société Médicale des hôpitaux (1), une femme âgée de 45 à 50 ans, ayant éprouvé des douleurs rhumatismales pendant trois semaines, soulagée par des bains de vapeur, reprise des mêmes douleurs après huit jours de travail, et admise à l'hôpital, après huit jours de recrudescence des douleurs, ayant pris un autre bain l'avant-veille de son entrée.

Elle avait les mains, les doigts, surtout au niveau des articulations, couverts de plaques d'érythème, et en outre, se plaignait de douleurs articulaires généralisées et musculaires, dans la continuité des membres sans gonflement toutefois, excepté aux articulations des mains avec légère réaction fébrile. Sous l'influence du repos, de purgatifs légers, la fièvre s'est modérée, l'érythème a pâli, s'est effacé et a disparu dans l'espace de six à huit jours. Mais l'état rhumatoïde général persiste sans gonflement notable des

(1) *Bulletin de la Société médicale des hôpitaux*. t. IV, 1858-1860, p. 412 et 413.

articulations, avec légère chaleur fébrile; la malade est à l'usage de la poudre de Dower. Donc ce cas, ajoute Legroux, sur lequel j'avais conservé quelques doutes au début, ne me paraît être qu'une manifestation de rhumatisme parce que celui-ci a précédé, et persiste, malgré la disparition de l'affection éruptive.

Obs. XVIII (recueillie dans le service de M. le Dr Empis) (1).

La nommée X... (Clotilde,) âgé de 21 ans, domestique, entre le 3 novembre 1874, dans le service de M. le Docteur Empis, hôpital de la Charité, salle Sainte-Marthe, lit nº 4.

Pas de maladies antérieures; depuis deux ans elle habite Paris, bonne santé habituelle, bien réglée, menstruation établie régulièrement à 16 ans.

Dans les derniers jours de septembre, elle se plaignait d'avoir de la fièvre, une grande faiblesse, de la courbature. Cet état dura sept à huit jours, elle s'aperçut alors que ses jambes étaient gonflées; le gonflement s'arrêtait aux genoux.

En même temps apparurent sur les jambes, principalement à la face interne du tibia, de petites saillies, dures douloureuses à la pression, du volume d'une lentille, la peau à ce niveau était rouge, chaude; ces plaques disparurent en laissant après elles une coloration bleuâtre qui s'efface insensiblement. Pendant le

(1) Communiquée par mon collègue et ami, M. Artus, externe du service.

cours de l'éruption la malade eut des sueurs assez abondantes,

A son entrée à l'hôpital, le 3 novembre, on constate encore l'existence de quelques papules peu saillantes, adhérentes à la peau, se déplaçant avec celle-ci sur les parties profondes; ces plaques érythémateuses sont très-disséminées.

Le 27 octobre, alors que se faisait une nouvelle poussée d'érythème, elle fut prise d'une violente douleur dans l'épaule droite, s'irradiant dans tout le côté correspondant; en même temps frissons, puis dyspnée assez vive. Un médecin appelé, reconnaît une pleurésie et applique un vésicatoire.

La malade entre dans la salle le 3 novembre.

4 novembre, *état actuel*, les jambes sont peu tuméfiées, mais fortement colorées; quelques plaques papuleuses sur le tibia, principalement à droite, la peau est rouge et chaude à leur niveau; dans l'intervalle, peau saine.

Matité considérable du côté droit, souffle très-manifeste; égophonie, le thorax est légèrement dilaté, dyspnée assez prononcée; le point de coté persiste et gêne les mouvements respiratoires.

L'auscultation du cœur révèle l'existence d'un bruit de souffle bien marqué, ayant son maximum à la pointe et au premier temps. La malade accuse des palpitations depuis deux jours. Traitement : nitrate de potasse, 4 gr.; chiendent, julep gommeux avec digitale; vésicatoire : l'éruption et la pleurésie ont suivi leur cours sans présenter rien de particulier jusqu'au 25 novembre, où la pleurésie est à peu près totalement résorbée. On entend encore un peu de frottement pleural; le bruit de souffle du cœur persiste toujours; le pouls est cependant très-régulier.

Quelques jours après, la malade sortait de l'hôpital, parfaitement guérie.

OBS. XIX. — Erythème papuleux. (Obs. I. p. 444, 2e édition, 1868, Affections cutanées arthritiques et dartreuses. Bazin.)

Agathe R..., âgée de 40 ans, marchande, entre à la salle Sainte-Foy, n° 5, le 18 avril 1865.

La mère de cette malade souffrait habituellement d'une enflure des jambes; elle est morte à la suite d'un accident; son père est mort à l'âge de 67 ans, et était depuis longtemps asthmatique; elle a quatre sœurs et un frère bien portants.

Pour elle-même, elle est d'un tempérament lymphatico-sanguin; réglée à 17 ans, elle a eu un enfant un an après, et depuis, sa santé a été fréquemment altérée; douleurs articulaires l'hiver, occupant les épaules, les doigts; battements de cœur, dyspnée légère. Depuis deux mois, elle aurait été déjà atteinte deux fois de l'éruptionqu'elle porte aujourd'hui, mais à un degré moindre.

Cette éruption consiste dans des plaques rouges siégeant sur le dos des mains et sur les joues au niveau des pommettes; légèrement saillantes au-dessus de la peau, ces plaques sont formées par la confluence de petites papules irrégulières, les unes très-petites, les autres lenticulées, et qui par leur réunion forment de larges placards d'un rouge intense et assez nettement délimités. Pas de suintement ni de desquamation, tiraillements assez vifs, surtout sur les mains; pas d'éruption sur les genoux ni sur la muqueuse buccale.

Pas de symptômes généraux. L'affection actuelle date de trois jours, et est survenue comme les précédentes, sans cause appréciable. Traitement : chicorée bicarbonatée (4 gr. par litre.), bains alcalins.

L'affection se termine rapidement par la résolution, et la malade sort guérie le 25 avril.

Obs. XX. (Communiquée par M. Baraduc, externe des hôpitaux.)

La nommée G... (Marie), âgée de 26 ans, lingère, entre le 15 février 1872 salle Saint-Jean, lit n° 16, service de M. le Dr Raynaud.

A 9 ans, elle a eu la scarlatine et la fièvre typhoïde. Réglée à 13 ans. Père goutteux.

A 23 ans, elle a eu une attaque de rhumatisme. Contrariété vive. Arrêt des règles. Quatre jours après, elle aperçut des taches rouges sur les genoux, descendant jusqu'aux pieds. Elle les attribuait à des piqûres de cousins. Le lendemain les genoux se prennent, puis les articulations des poignets et des doigts. La face devient rouge.

Le rhumatisme dure six semaines pendant lesquelles l'érythème devient violet et disparaît en même temps que les douleurs. Convalescence longue. Absence des règles pendant les six semaines.

En mars 1870, elle a une seconde attaque de rhumatisme.

Mort de son père : nouvelle contrariété. Les règles sont suspendues.

Le rhumatisme débute par une angine type. Cette dernière une fois passée, l'érythème douloureux précède l'attaque rhumatismale, qui débute par les genoux et dure trois semaines. L'érythème devient violet et donne une sensation de brûlure. Convalescence longue. Réapparition des règles deux mois après.

La malade entre à l'hôpital le 15 février 1872, pour une nouvelle attaque de rhumatisme.

Une semaine avant son entrée, elle a éprouvé de la fatigue, du malaise. Elle a eu embarras gastrique et ictère qui a disparu, puis est revenu à lasuite d'une contrariété. Constipation rebelle. Règles peu abondantes.

Elle est entrée à l'hôpital avec l'ictère et ces derniers phénomènes. Elle accuse des douleurs rhumatismales musculaires qui cèdent pour faire place à une angine rhumatismale pultacée, avec symptômes généraux assez graves : céphalalgie, courbature, fièvre.

L'angine disparaît, puis apparition de l'érythème papuleux sur la tête, la face, les mains, le dos, les jambes.

Tout le corps est couvert de plaques rouges de la largeur d'une pièce de 50 centimes, sans grand boursouflement; la rougeur disparaît sous la pression du doigt. La douleur de ces plaques est spontanée et exagérée par la pression. Vive démangeaison calmée par une application de poudre d'alun. On remarque quel. ques saillies tuberculeuses.

Ls 20. Extension de l'érythème, qui s'accompagne de frissons nocturnes; céphalalgie, chaleur à la peau. Langue blanche, fièvre.

Le 22. La céphalalgie persiste, les frissons ont disparu, le pouls est plein.

Les articulations du poignet et du pouce gauche sont tuméfiées, ainsi que celles du genou du même côté.

Desquamation des plaques qui ont passé par la coloration violette.

Apparition de quelques nouvelles plaques sur les anciennes.

1er avril. Disparition par desquamation furfuracée des dernières plaques.

Le 13. Il ne reste plus que quelques douleurs aux coudes.

Nouvelle suppression des règles à la suite d'une nouvelle contrariété. Angine suivie de quelques douleurs rhumatismales au dos et à la jambe gauche.

La malade sort en permission. Elle rentre bien portante. A deux heures du matin, frissons, céphalalgie, fièvre.

Eruption de quelques plaques d'érythème sur les jambes et le bras gauche.

Si l'éruption est peu considérable, les douleurs rhumatismales sont en revanche très-vives. Le bras, la jambe et l'épaule gauches se prennent, puis quelques vertèbres. Impossibilité absolue pour la malade de se remuer. Un peu de délire. Vertige.

Souffle cardiaque à la base et au second temps ; souffle à la pointe. Vésicatoire.

7 mai. Côté gauche dégagé. La jambe droite est enflée depuis l'aine jusqu'aux orteils. Pas de cordons durs.

La main gauche enfle. Souffle cardiaque à la pointe,

au premier temps. Dédoublement du second temps. Bruit à la base. — Vésicatoire.

Le 26. Enflure de la jambe droite disparue. La malade se lève.

Elle sort guérie de l'hôpital.

RÉSUMÉ.

Ainsi qu'on a pu le voir dans les observations qui précèdent, l'érythème papuleux s'observe avant, pendant ou après les attaques rhumatismales.

Dans le premier cas, il débute habituellement sans prodromes; l'éruption est de courte durée (5 à 6 jours en moyenne). Dès son apparition, surviennent souvent des sensations incommodes de brûlure, de démangeaisons, sans fièvre.

Dans le second cas, les phénomènes généraux se confondent avec ceux que détermine la fièvre rhumatismale; ils s'accusent cependant par quelques symptômes particuliers : chaleur plus vive à la peau, dyspnée, accélération du pouls, etc. Dans aucune observation, il n'est survenu d'atténuation des douleurs qui semblaient au contraire s'exagérer.

Les éruptions survenant après l'accès aigu ont paru également rappeler des souffrances articulaires plus ou moins vives.

Je n'ai pas à reproduire la description de l'éruption. Quant à la durée, elle est tellement variable qu'elle échappe à toutes les règles. L'éruption peut, en effet, être toute fugace ou se prolonger pendant plusieurs semaines, envahissant successivement les diverses parties de l'enveloppe cutanée. On pourrait dire que la durée est en rapport avec le plus ou moins d'extension de l'éruption, mais cette loi souffre des exceptions. Les auteurs disent que cette durée varie en moyenne de un à trois septénaires.

S'il est vrai que l'érythème papuleux doit être classé parmi les expressions symptomatiques du rhumatisme, en est-il un symptôme fréquent? La question ne peut être résolue que par la méthode que j'ai suivie et qui consistait à recueillir des faits de coïncidence analogues à ceux que je viens de citer. Il aurait fallu à l'inverse rassembler des exemples de rhumatisme articulaire aigu réunis au hasard et fonder la statistique sur un nombre de cas considérable. Ce travail, je n'ai pas été en mesure de le faire, car les observations publiées par les auteurs ne sauraient fournir les éléments d'une statistique.

Les faits de rhumatisme ont toujours été collationnés en vue de faire ressortir tel ou tel accident ; les phénomènes qui ne rentraient pas dans le cadre de la monographie ont dû ou tout au moins ont pu être négligés.

L'autre problème, non moins délicat à résoudre, est le suivant : Est-on autorisé à admettre l'existence de deux ordres d'érythèmes papuleux, dont l'un serait intimement lié au rhumatisme et dont l'autre relèverait de causes variables, mais extra-rhumatismales.

Sans nier la possibilité d'érythèmes papuleux se développant chez des individus préservés de toute atteinte de rhumatisme antécédent, actuel ou à venir, je crois que l'éruption érythémateuse tient si souvent à la coexistence d'une diathèse rhumatismale que sa seule invasion doit faire soupçonner cette diathèse. Il est inutile d'ajouter que j'ai éliminé les affections goutteuses, dans la persuasion que l'identification nosologique sous le nom d'*arhritides* des exanthèmes goutteux et rhumatismaux est peu conforme à ce qu'enseigne l'observation et pleine d'inconvénients.

CONCLUSIONS.

Avant de choisir l'érythème papuleux pour sujet de thèse, j'en avais observé quelques cas dont le diagnostic fut toujours porté : érythème d'origine rhumatismale.

C'est avec cette opinion émise par mes maîtres au lit du malade que j'ai commencé mon travail, décrit la maladie et posé les conclusions suivantes :

1° L'érythème papuleux peut être une manifestation rhumatismale au même titre qu'une autre localisation arthritique ;

2° L'érythème papuleux est généralement une manifestation bénigne du rhumatisme ;

3° L'érythème noueux et l'érythème papuleux ne sont qu'une seule et même affection cutanée rhumatismale.

INDEX BIBLIOGRAPHIQUE.

Alibert. — Traité des dermatoses, 1832.
Baillou. — De rhumatismo liber, 1762.
Barthez. — Traité des maladies goutteuses, 1802.
Bateman. — Abrégé pratique des maladies de la peau, trad. Bertrand.
Bazin. — Affections cutanées de nature arthritique et dartreuse 2e édit., 1868.
— Leçons sur les maladies de la peau, Arthritides.
Begbie. — *Archives de médecine*, 4e série, 1850.
Bès (Numa). — Thèse de Paris, 1872.
Bouillaud. — Traité du rhumatisme, 1840.
Cazenave. — Annales des maladies de la peau.
Chomel. — Thèse de Paris, 1813.
Cock. — *London med. Gaz.*, t. V, p. 655.
Cornil. — *Archives de médecine*, 1862.
Cruveilhier. — Thèse de Paris, 1812.
Ferrand. — Thèse de Paris, 1862.
Fuchs. — *Bull. des sciences médicales de Férussac.* t. XVIII, 1829.
Gall (de). — *Archives de médecine*, 1859.
Gazette des hôpitaux, 13 et 27 juin 1874.
Germain Sée. — *Bulletin des sciences médicales*, 1859.
Graves. — Clinique médicale, trad. Jaccoud.
Gubler. — *Bulletin des sciences médicales*, 1859.
Hardy. — Art. Erythème, Dict. Jaccoud.
Hayem. — *Revue des sciences médicales*, p. 668, t. III, 1874.
Hebra. — Traité des maladies de la peau, 1820.
Jaccoud. — Traité de pathologie interne.
Lasègue. — Traité des angines.
Legroux. — *Bulletin des sciences médicales*, 1859.
Lorry. — Traité des maladies de la peau, 1777.
Musgrave. — De arthritide symptomatica, de arthritide anomala, 1715.
Niemeyer. — Eléments de pathologie interne et de thérapeutique.
Piorry. — Pathologie iatrique.
Poupart. — Traité des dartres, 1784.
Rayer. — Traité théorique et pratique des maladies de la peau, 1835.
Sauvages. — Nosologie méthodique.
Stoll. — Med. prat., trad. Mahon.
Symoneaux. — Thèse de Paris, 1874.
Tardieu. — Manuel de pathologie et de clinique médicales.
Todd. — On goût and rhumatic fever.
Trousseau. — Clinique médicale de l'Hôtel-Dieu de Paris, 4e éd.
— et Pidoux. — Traité de thérapeutique.
Union médicale, 17 novembre 1874.
Van Swieten. — Commentaires de Boërhaave.

Paris. A. Parent, imprimeur de la Faculté de Médecine, rue Mr-le-Prince, 31.

NOUVELLES PUBLICATIONS, CHEZ LE MÊME ÉDITEUR.

Clinique médicale, par le Dr Noël Gueneau de Mussy, médecin de l'Hôtel-Dieu, membre de l'Académie de médecine. Tome 1er, 1 vol. in-8. Prix. 12 fr.

Le tome 2e paraîtra très prochainement.

Leçons sur la syphilis étudiée plus particulièrement chez la femme, par le Dr Alfred Fournier, médecin de l'hôpital de Lourcine, professeur agrégé à la Faculté de médecine de Paris, 1 fort volume in-8, avec tracés sphygmographiques; le vol. cartonné. 16 fr.

Leçons sur les maladies du système nerveux, faites à la Salpêtrière par le Dr Charcot, professeur à la Faculté de médecine de Paris, recueillies et publiées par le Dr Bourneville. 1 vol. in-8, avec 25 figures dans le texte et 8 planches en chromolithographie; le vol. cart. 10 fr.

Traité pratique des maladies du cœur, par Friedreich. Ouvrage traduit de l'allemand par les Drs Lorber et Doyon. 1 v. in-8 cart. 10 fr.

Thérapeutique des maladies de l'appareil urinaire, par le Dr Mallez et E. Delpech. 1 vol. in-8 cartonné. 8 fr. 50

Traitement préservatif et curatif des sédiments, de la gravelle, de la pierre urinaires et de maladies diverses dépendant de la diathèse urique, par le Dr A. Mercier. 1 vol. in-12 avec fig. intercalées dans le texte. Cartonné. 8 fr.

La pleurésie purulente et son traitement, par le Dr Moutard-Martin, médecin de l'hôpital Beaujon. 1 vol. in-8. 4 fr.

De l'embaumement chez les anciens et chez les modernes, et des conservations pour l'étude de l'anatomie, par le Dr Sucquet. 1 vol. in-8. 5 fr.

Alimentation du cerveau et des nerfs, par le Dr Tamin-Despalles. 1 vol. in-8 avec 3 planches. 7 fr.

Physiologie du système nerveux cérébro-spinal, d'après l'analyse physiologique des mouvements de la vie, par le docteur E. Fournié, médecin adjoint à l'Institut des sourds-muets. 1 fort volume in-8, cart. en toile. 12 fr.

Recherches expérimentales sur le fonctionnement du cerveau, par le docteur E. Fournié, etc. 1 vol. in-8, avec 4 planches coloriées. 4 fr.

Leçons sur le strabisme, les paralysies oculaires, le nystagmus, le blépharospasme, professées par F. Panas, chirurgien de l'hôpital Lariboisière, professeur agrégé à la Faculté de médecine de Paris, chargé du cours complémentaire d'ophthalmologie, etc., rédigées et publiées par G. Lorey, interne des hôpitaux; revues par le professeur. 1 vol. in-8, avec 10 figures dans le texte. 5 fr.

Traité de médecine légale et de jurisprudence médicale, par le Dr Legrand du Saulle, médecin de l'hôpital de Bicêtre (service des aliénés), médecin expert près les tribunaux, etc. 1 fort volume in-8. 18 fr.

Traité pratique des maladies des reins, par S. Rosenstein, professeur de clinique médicale à Grœningue, traduit de l'allemand par les Drs Bottentuit et Labadie-Lagrave. 1 vol. in-8. 10 fr
Cartonné. 11 fr.

Hystérotomie de l'ablation partielle ou totale de l'utérus par la gastrotomie. Etude sur les tumeurs qui peuvent nécessiter cette opération, par J. Péan, chirurgien des hôpitaux de Paris, et L. Urdy, interne des hôpitaux de Paris. 1 vol. in-8 avec 25 figures dans le texte et 4 planches. 6 fr.

Des diarrhées chroniques et de leur traitement par les eaux de Plombières, par le Dr E. Bottentuit, rédacteur en chef de la *France médicale*, in-8 de 138 pages 2 fr.

De la Fièvre jaune au Sénégal, étude faite dans les hôpitaux de Saint-Louis et de Gorée, par le Dr Bérenger-Féraud, médecin en chef de la marine, etc. 1 vol. in-8. 7 fr.

Maladies de l'oreille, nature, diagnostic et traitement, par Joseph Toynbee, membre du collége royal des chirurgiens d'Angleterre, professeur d'otologie, etc., avec un supplément par James Hinton, chirurgien auriste à Guy's Hospital, traduit et annoté par le Dr G. Darin. 1 vol. in-8 avec 99 figures dans le texte. 8 fr. 50

Paris. A. Parent, imprimeur de la Faculté de Médecine, rue Mr-le-Prince. 31.

www.ingramcontent.com/pod-product-compliance
Ingram Content Group UK Ltd.
Pitfield, Milton Keynes, MK11 3LW, UK
UKHW020930180726
13838UKWH00002B/855